Acerca de NCCN Guidelines for Patients®

NCCN National Comprehensive Cancer Network®

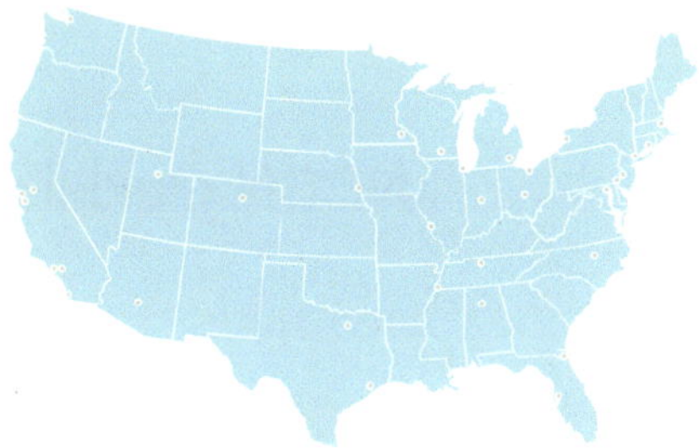

¿Sabía que los principales centros oncológicos de los Estados Unidos colaboran para mejorar la atención oncológica? Esta alianza de los principales centros oncológicos se denomina National Comprehensive Cancer Network® (NCCN®).

La atención oncológica está en cambio constante. NCCN elabora recomendaciones para la atención oncológica basadas en pruebas que utilizan los profesionales de atención médica de todo el mundo. Estas recomendaciones que se actualizan con frecuencia se denominan NCCN Clinical Practice Guidelines in Oncology (NCCN Guidelines®). NCCN Guidelines for Patients explican de manera sencilla estas recomendaciones de los expertos para las personas con cáncer y sus cuidadores.

Estas NCCN Guidelines for Patients se basan en NCCN Clinical Practice Guidelines in Oncology (NCCN Guidelines®) para el carcinoma hepatocelular, versión 1.2025, del 20 de marzo de 2025.

Conozca cómo se preparan las NCCN Guidelines for Patients
NCCN.org/patient-guidelines-process

Ver NCCN Guidelines for Patients gratis en internet
NCCN.org/patientguidelines

Buscar un centro oncológico de NCCN cerca de usted
NCCN.org/cancercenters

Comuníquese con nosotros

Quiénes nos apoyan

NCCN Guidelines for Patients cuenta con el apoyo financiero de NCCN Foundation®

NCCN Foundation agradece profundamente a las siguientes empresas colaboradoras por hacer posible esta NCCN Guidelines for Patients: Eisai Inc., Incyte Corporation, Servier y Taiho Oncology, Inc.

NCCN adapta, actualiza y aloja de forma independiente la guía de NCCN Guidelines for Patients. Nuestras empresas colaboradoras no participan en la elaboración de esta NCCN Guidelines for Patients y no se responsabilizan del contenido ni las recomendaciones que se incluyen en la presente guía.

Para hacer una donación u obtener más información, visite la página web o envíe un correo electrónico.

NCCNFoundation.org/Donate

PatientGuidelines@NCCN.org

Contenido

NCCN Foundation tiene como objetivo apoyar a los millones de pacientes y familias afectados por un diagnóstico de cáncer mediante la financiación y distribución de NCCN Guidelines for Patients. NCCN Foundation también se compromete a avanzar en los tratamientos contra el cáncer subsidiando a los médicos prometedores del país en el centro de innovación en cuanto a investigación del cáncer. Para obtener más detalles y acceder a la biblioteca completa de recursos para pacientes y cuidadores, visite NCCN.org/patients.

National Comprehensive Cancer Network (NCCN) y NCCN Foundation
3025 Chemical Road, Suite 100, Plymouth Meeting, PA 19462, EE. UU.

1

Acerca del cáncer de hígado

Le han dicho que podría tener, o que ya tiene, cáncer de hígado. Es un momento aterrador y estresante. ¿Qué es el cáncer de hígado? En este capítulo, se explica qué es el cáncer de hígado y cómo funciona.

¿Qué es el cáncer de hígado?

El cáncer de hígado es una enfermedad en la que las células del hígado se multiplican y crecen de manera descontrolada.

El hígado es un órgano grande ubicado en el lado derecho del cuerpo, debajo de la caja torácica. El hígado filtra la sangre, ayuda a la coagulación sanguínea, produce bilis, descompone las grasas y ayuda a procesar el azúcar para obtener energía.

El hígado también produce linfa. La linfa proporciona agua y nutrientes a las células y contiene glóbulos blancos que combaten los gérmenes.

El cáncer de hígado se produce cuando algo falla en el proceso celular natural, lo que provoca que algunas células del hígado se conviertan en células cancerosas.

Las células cancerosas no se comportan como las células normales. Las células cancerosas presentan cambios genéticos que les permiten multiplicarse y producir muchas más células cancerosas. Se desplazan y eliminan las células normales.

También viven mucho más que las células normales. Pueden sustituirlas y hacer que los órganos dejen de funcionar correctamente. Esto puede acabar perjudicando al organismo.

Por qué debería leer este libro

Tomar decisiones sobre la atención oncológica puede ser estresante. Es posible que tenga que tomar decisiones difíciles bajo presión sobre opciones complejas.

Las NCCN Guidelines for Patients son fiables tanto para los pacientes como para los proveedores de atención médica. En ellas, se explican con claridad las recomendaciones de atención actuales formuladas por respetados expertos en la materia. Las recomendaciones se basan en las investigaciones más recientes y prácticas de los mejores centros oncológicos.

La atención oncológica no es igual para todas las personas. Si sigue las recomendaciones de los expertos para su situación, tendrá más probabilidades de mejorar su atención y obtener mejores resultados. Utilice este libro como guía para encontrar la información que necesita para tomar decisiones importantes.

Si el hígado deja de funcionar correctamente, uno de los síntomas que podría notar una persona es el color amarillento de la piel y los ojos, lo que se conoce como ictericia. Esto es una consecuencia directa de la acumulación de bilirrubina en el organismo, que normalmente filtra el hígado.

Además, las células cancerosas también pueden extenderse fuera del hígado y formar tumores en otras partes del cuerpo. Esto se llama cáncer de hígado metastásico.

¿Hay más de un tipo de cáncer de hígado?

El cáncer que se origina en el hígado se denomina cáncer primario de hígado. Existe más de un tipo de cáncer primario de hígado en adultos:

Carcinoma hepatocelular

El tipo más común es el carcinoma hepatocelular (CHC), que es el cáncer de las células hepáticas. El CHC, o cáncer de hígado, es el tema central de este libro.

Estos son los signos y síntomas del cáncer de hígado:

- Dolor abdominal.
- Hinchazón o masa abdominal.
- Fatiga.
- Líquido en el abdomen.
- Ictericia (coloración amarillenta de la piel y los ojos).
- Pérdida de peso.

Existe un subtipo de CHC denominado carcinoma hepatocelular fibrolamelar (FLHCC). El FLHCC afecta a muy pocas personas y suele aparecer a una edad más temprana. Los tratamientos son los mismos que para el CHC, por lo que este libro también se aplica si usted padece FLHCC.

Colangiocarcinoma intrahepático

El segundo tipo más común de este cáncer en adultos se denomina colangiocarcinoma intrahepático, que es un cáncer de los conductos biliares. Los signos y síntomas del colangiocarcinoma intrahepático son similares a los del cáncer de hígado, pero la ubicación del tumor es en los conductos biliares, que son una red de pequeños tubos dentro del hígado.

El cáncer que se origina en el hígado se denomina cáncer primario de hígado.

Sin embargo, si alguien tiene cáncer de pulmón que se extiende al hígado, sigue considerándose cáncer de pulmón.

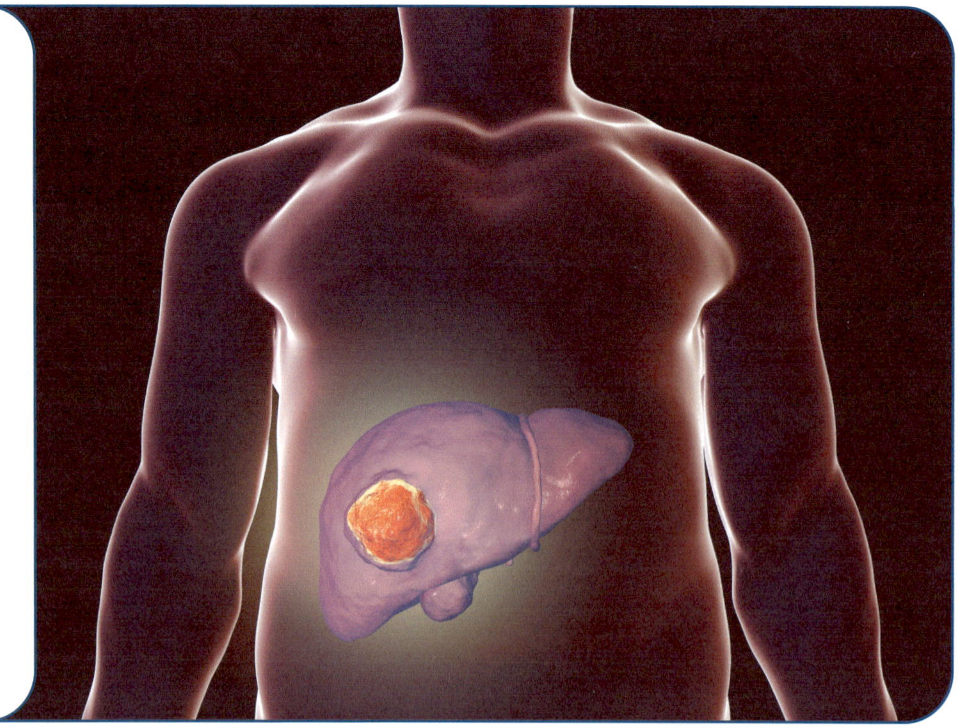

Puede encontrar más información sobre tumores en la vesícula biliar y los conductos biliares en NCCN.org/patientguidelines y en la aplicación NCCN Patient Guides for Cancer.

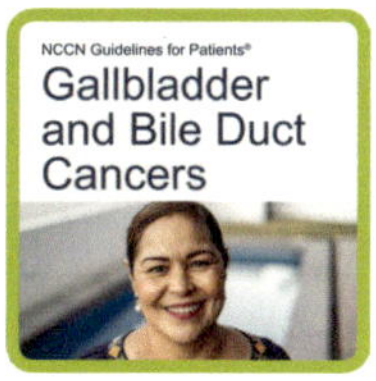

A veces, otro tipo de cáncer se extiende al hígado. Esto se denomina cáncer secundario o cáncer metastásico. Por ejemplo, el cáncer que se origina en los intestinos (colon) y se extiende al hígado se denomina cáncer de colon metastásico en el hígado. No obstante, sigue siendo cáncer de colon, no cáncer de hígado.

¿Cuáles son las causas del cáncer de hígado?

Los investigadores especializados en cáncer no saben qué hace que las células hepáticas crezcan de manera descontrolada (se conviertan en células cancerosas). Sin embargo, varios factores se relacionan con un mayor riesgo de cáncer de hígado. Estos se llaman factores de riesgo.

Un factor de riesgo es algo que aumenta las probabilidades de tener cáncer.

Estos factores no causan necesariamente cáncer de hígado. Se puede padecer cáncer de hígado sin tener ninguno de los factores de riesgo. Sin embargo, tener uno o más de estos factores de riesgo aumenta las posibilidades de padecer cáncer de hígado:

- **Edad**: el riesgo de padecer cáncer de hígado aumenta con la edad, ya que el daño hepático se puede acumular con el tiempo.
- **Consumo de alcohol**: el consumo excesivo y prolongado de alcohol puede causar cirrosis, que, a su vez, es un factor de riesgo para el cáncer de hígado.
- **Peso**: cuanto mayor es el índice de masa corporal (IMC) de una persona y mayor es el tamaño de su cintura, más probabilidades tiene de padecer cáncer de hígado.

Guía 1
Factores de riesgo para desarrollar cáncer de hígado

- Antecedentes familiares de cáncer de hígado
- Exceso de hierro en el organismo (hemocromatosis)
- Obesidad
- Virus o infección por hepatitis B
- Hombres nacidos en Asia, de 40 años o más
- Mujeres nacidas en Asia, de 50 años o más
- Cualquier adulto nacido en un país africano

Para las personas con cirrosis, se aplican estos factores de riesgo adicionales:

- Virus o infección por hepatitis C
- Consumo de alcohol
- Esteatohepatitis no alcohólica (EHNA), también conocida como enfermedad del hígado graso no alcohólico (EHGNA)

- **Genética**: algunos tipos de cáncer son hereditarios. Informe a su equipo de atención médica si en su familia hay antecedentes de cáncer de hígado.
- **Hepatitis**: tener el virus de la hepatitis B o C aumenta el riesgo de padecer cáncer de hígado.

En la **Guía 1**, se muestran factores de riesgo más específicos. La cirrosis, que es la cicatrización del hígado por daños repetidos, a veces por el consumo de alcohol, se menciona como un factor de riesgo particular.

¿Cómo se trata el cáncer de hígado?

Aunque no existe cura para el cáncer de hígado, hay varios tratamientos que pueden reducir los síntomas y permitirle vivir más tiempo.

Sin embargo, antes de comenzar el tratamiento, se le realizarán numerosas pruebas para diagnosticar su tipo particular de cáncer. Consulte el *Capítulo 2: Pruebas para detectar el cáncer de hígado*.

Los tratamientos más comunes para la mayoría de los casos de cáncer de hígado son la cirugía, el trasplante de hígado y la terapia regional, como la radioterapia. Para obtener más información sobre estos y otros tratamientos, consulte el *Capítulo 3: Tipos de tratamiento*.

El cáncer de hígado que se extiende a diferentes áreas del cuerpo necesita un tratamiento más intensivo. Consulte el *Capítulo 6: Cáncer de hígado metastásico*.

¿Qué puede hacer para recibir la mejor atención?

Luche por usted. Usted tiene un papel importante que desempeñar en su cuidado. En realidad, es más probable que obtenga la atención que desea si hace preguntas y toma decisiones compartidas con su equipo de atención médica.

Las NCCN Guidelines for Patients le ayudarán a comprender los cuidados oncológicos. Con una mejor comprensión, tendrá más preparación para hablar de sus cuidados con su equipo y compartir sus inquietudes. Muchas personas se sienten más satisfechas cuando desempeñan un papel activo en su atención.

Es posible que no sepa qué preguntar a su equipo de atención médica. Eso es frecuente. Cada capítulo de este libro termina con una sección importante titulada *Preguntas para hacer*. Estas sugerencias de preguntas le ayudarán a obtener más información sobre todos los aspectos de su atención.

Dé el siguiente paso y siga leyendo para saber cuál es el mejor cuidado para usted.

2

Pruebas para detectar el cáncer de hígado

El cáncer de hígado se confirma mediante estudios de diagnóstico por imágenes. A veces, también es necesaria una biopsia. Luego, se realizan más pruebas para planificar el tratamiento. En este capítulo, se presenta una descripción general de los estudios que puede realizarse y qué puede esperar.

Primero, se le realizarán estudios de diagnóstico por imágenes para confirmar el diagnóstico de cáncer de hígado. Cuando se detecta cáncer de hígado, se le realizarán las pruebas para planificar el tratamiento que se enumeran en la **Guía 2**.

Tenga en cuenta lo siguiente:

- Elija a un amigo, familiar o compañero que pueda llevarlo a las citas, proporcionarle las comidas o darle apoyo emocional durante el diagnóstico y el tratamiento.
- Vaya con alguien a las visitas que tendrá con el equipo de atención médica si es posible.
- Escriba preguntas y tome notas durante las citas. No tenga miedo de hacer preguntas a su equipo de atención médica. Conozca a su equipo de atención médica y ayúdelos para que le conozcan a usted.
- Haga copias de los resultados de los análisis de sangre, de los estudios de diagnóstico por imágenes y de los informes sobre el tipo específico de cáncer que tiene.
- Organice su documentación. Arme archivos para los formularios del seguro, la historia clínica y los resultados de las pruebas. Puede hacer lo mismo en su computadora.
- Elabore una lista con la información de contacto de todos los miembros del equipo de atención médica. Agréguela a su teléfono. Coloque la lista en la puerta del refrigerador o guárdela en un lugar donde alguien pueda acceder a ella en caso de emergencia. Mantenga informado a su médico de atención primaria sobre los cambios en esta lista. Son grandes socios en su atención.
- Incluya información sobre el tipo exacto de cáncer, los tratamientos y la fecha en que se inició cada tratamiento en su lista de contactos.

Guía 2 Pruebas para planificar el tratamiento
Antecedentes médicos y examen físico
Perfil de hepatitis
Bilirrubina, transaminasas, fosfatasa alcalina
Tiempo de protrombina o índice internacional normalizado, albúmina, nitrógeno ureico en sangre y creatinina
Hemograma completo (HC) y recuento de plaquetas
Alfafetoproteína (AFP)
TC de tórax
Gammagrafía ósea, de ser necesario
TC o RM abdominal y pélvica con medio de contraste si no se ha realizado anteriormente o es necesario actualizarla

Estudios de diagnóstico por imágenes

En los estudios de diagnóstico por imágenes, se toman fotografías del interior del cuerpo. Después de realizarse los estudios, un radiólogo, experto que interpreta las imágenes de los estudios, redactará un informe y lo enviará a su profesional de atención médica.

Se le puede enviar el informe a usted a través del portal o sistema de acceso para pacientes.

Deberá analizar estos resultados con su equipo de atención médica.

Medio de contraste

El medio de contraste se utiliza para mejorar las imágenes. Los medios de contraste no son tintes. Son sustancias que ayudan a realzar y mejorar las imágenes de órganos y estructuras en el cuerpo.

El medio de contraste no es permanente y se expulsará del cuerpo a través de la orina inmediatamente después de la prueba.

Los tipos de medios de contraste varían y son diferentes para la TC y la RM.

Es posible que no se utilice el medio de contraste si tiene una alergia grave o si sus riñones no funcionan bien. Avise a su equipo de atención médica si ha tenido alguna vez reacciones alérgicas al medio de contraste. Es posible que le administren medicamentos para evitar los efectos de tales alergias.

TC

La TC usa rayos X y tecnología informática para tomar imágenes del interior del cuerpo. Toma varias radiografías de la misma parte del cuerpo desde distintos ángulos. Todas las imágenes se combinan para crear una serie de imágenes transversales detalladas del cuerpo.

Se podría necesitar una TC de tórax, abdomen o pelvis para detectar el cáncer. En la mayoría de los casos, se utilizará un medio de contraste.

Algunas personas se refieren a esta prueba como una exploración por TAC. Cualquier denominación es correcta.

Tomógrafo

El tomógrafo es una máquina grande que tiene un túnel en el centro. Durante el examen, se acostará boca arriba sobre una tabla que se desliza lentamente hacia dentro de un túnel en el equipo.

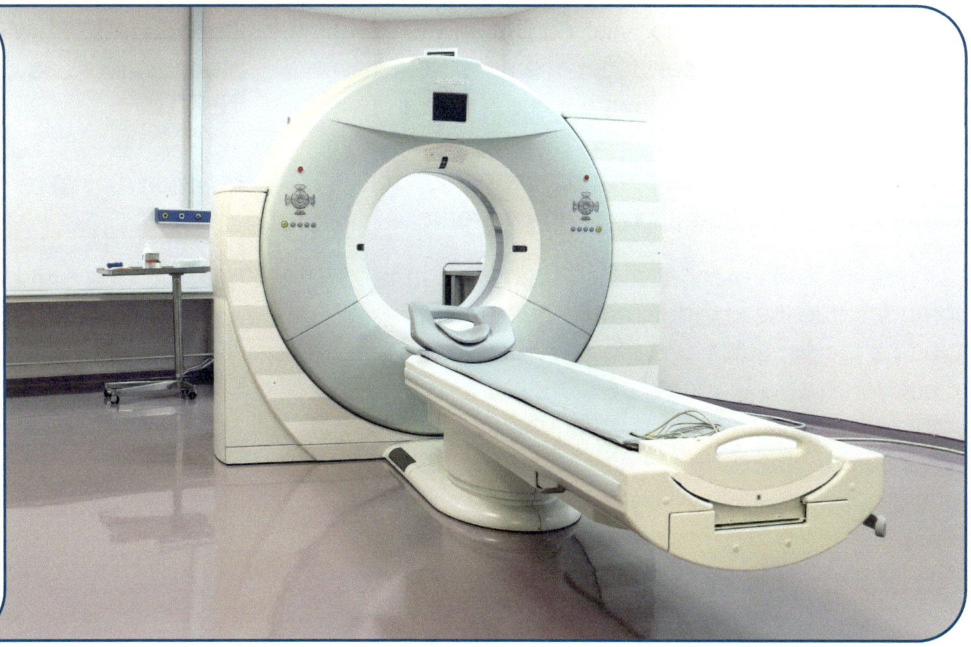

Tomografía computarizada multifásica
Una tomografía computarizada multifásica comienza sin un medio de contraste. Luego, se agrega el medio de contraste y se toman múltiples series de imágenes a medida que el medio de contraste se desplaza por las arterias y venas del hígado.

Esto permite al equipo de atención médica ver dónde se encuentra el tumor en el hígado y si afecta alguna vena, arteria u otros órganos.

RM

Una RM usa ondas sonoras e imanes potentes para tomar fotografías del interior del cuerpo. No utiliza rayos X ni radiación y es indoloro.

Dado que la máquina de RM utiliza imanes muy potentes, informe al técnico si tiene algún objeto metálico en el cuerpo. Probablemente, tendrá que desvestirse completamente y ponerse una bata en la sala de exploración.

Durante la prueba, es probable que se le pida que contenga la respiración durante 10 o 20 segundos mientras el técnico toma las imágenes. Suele usarse un medio de contraste. Cuando se realiza una exploración con y sin medio de contraste, se denomina RM “dinámica”.

El tipo más común de máquina de RM, el resonador magnético cerrado, tiene un diseño similar a una cápsula en la que el imán rodea a la persona. Existen resonadores magnéticos abiertos, que tienen una parte superior e inferior magnéticas y una abertura en cada extremo.

Las resonadores magnéticos cerrados son más comunes que los abiertos, por lo que si tiene miedo a los espacios cerrados o reducidos (claustrofobia), asegúrese de comentárselo a su equipo de atención médica. A algunos pacientes con claustrofobia se les puede administrar un relajante o sedante suave para ayudar a tolerar la RM.

Las RM también son ruidosas. Pida tapones para los oídos o auriculares para el ruido al equipo de exploración. A veces, también se puede poner música dentro de la máquina. Además, puede pedir una manta o almohadones para tener más comodidad durante la exploración.

Los técnicos de RM pueden hablarle a través de un intercomunicador dentro de la máquina. También tendrá la posibilidad de indicar al equipo de exploración que necesita ayuda mediante un botón.

TEP

Una TEP utiliza una sustancia radiactiva llamada marcador. El marcador se inyecta en una vena para mostrar dónde pueden estar los focos cancerosos en el cuerpo. Se elimina del cuerpo de forma inocua a través de la orina en 24 horas.

El marcador hace que el cáncer aparezca como puntos brillantes en las TEP. Sin embargo, no todos los tumores aparecen en una TEP, y no todos los puntos brillantes son cáncer. Es usual que el cerebro, el corazón, los riñones y la vejiga se vean brillantes en la TEP.

La inflamación o la infección también pueden verse como un punto brillante.

Cuando la TEP se combina con una TC, este procedimiento se conoce como exploración por TEP/TC.

Gammagrafía ósea

El cáncer de hígado puede extenderse a los huesos. Una gammagrafía ósea utiliza una TEP combinada con una TC.

Las zonas con daño óseo aparecerán como puntos brillantes en las imágenes. El daño óseo puede producirse por cáncer, tratamiento contra el cáncer, lesiones previas u otros problemas de salud.

Ecografía

La ecografía usa ondas sonoras de energía alta para generar imágenes del interior del cuerpo. Es como una ecografía que se realiza durante el embarazo. Se pasa una sonda con forma de varita (transductor) por la piel. Antes se aplica un gel en la piel para facilitar el movimiento de la sonda.

La ecografía no causa dolor y no utiliza radiación como los rayos X, por lo que puede repetirse todas las veces que sea necesario. También sirve para mostrar pequeñas áreas de cáncer que están cerca de la piel. A veces, se usa una ecografía para guiar una biopsia.

Pruebas médicas generales

Antecedentes médicos

Los antecedentes médicos, algunas veces llamados anamnesis, ayudan a determinar qué tratamiento es el mejor para usted.

Los antecedentes médicos son un registro de todos los problemas de salud y tratamientos que ha tenido durante su vida. Prepárese para enumerar las enfermedades o lesiones que ha tenido y cuándo ocurrieron. Además, informe a su equipo de atención médica sobre cualquier síntoma que tenga.

Lleve una lista de los medicamentos nuevos y antiguos e incluso los de venta libre, remedios herbarios o los suplementos que esté tomando. Algunos suplementos pueden afectar los medicamentos que su equipo de atención médica podría recetarle.

Antecedentes familiares

Al igual que otras enfermedades, algunos tipos de cáncer pueden ser hereditarios. El profesional de atención médica le preguntará sobre los antecedentes médicos de sus familiares consanguíneos. Esta información se llama antecedentes familiares.

Pregunte a los miembros de ambos lados de su familia sobre problemas de salud como afecciones cardíacas, cáncer y diabetes, y a qué edad se los diagnosticaron.

Debe averiguar el tipo de cáncer específico o dónde comenzó el cáncer, si se encuentra en varios lugares, y si se hicieron pruebas genéticas.

Examen físico

Un miembro de su equipo de atención médica realizará un examen físico completo de su cuerpo. Este examen incluye el control de signos vitales, como la frecuencia cardíaca y la presión arterial. Su profesional de atención médica también podría presionar suavemente algunas zonas de su cuerpo para detectar órganos o ganglios linfáticos inflamados.

Análisis de sangre

Los análisis de sangre comprueban si hay signos de la enfermedad y el funcionamiento de los órganos. Se necesita una muestra de sangre, que se toma con una aguja que se coloca en una vena.

Si sabe que tiene venas difíciles de encontrar, comuníqueselo al técnico del laboratorio, ya que puede obtener una máquina que permita encontrar las venas. De este modo, recibirá menos pinchazos de aguja y será menos estresante.

Hemograma completo

El hemograma completo (HC) mide los niveles de glóbulos rojos, glóbulos blancos y plaquetas en la sangre. Los glóbulos rojos llevan el oxígeno a todo el cuerpo, los glóbulos blancos combaten infecciones y las plaquetas controlan el sangrado.

Un nivel elevado de glóbulos blancos, así como una reducción de los glóbulos rojos o las plaquetas, puede indicar una infección o cáncer.

Perfil metabólico completo

Un perfil metabólico completo mide 14 sustancias diferentes en la sangre, incluidos el nitrógeno ureico en sangre y la creatinina. Esta prueba proporciona información importante sobre el funcionamiento de sus riñones y el hígado.

Perfil de función hepática

Las pruebas de función hepática miden sustancias químicas que se producen o procesan en el hígado para observar el estado de este órgano. Si los niveles son demasiado altos o bajos, esto indica que el hígado no funciona bien.

Un perfil de función hepática suele medir:

- Albúmina
- Fosfatasa alcalina
- Alfafetoproteína
- Aspartato aminotransferasa y alanina transaminasa
- Bilirrubina

El hígado produce sustancias químicas necesarias para que la sangre coagule en respuesta a una lesión. Se pueden realizar pruebas para medir el tiempo que tarda la sangre en coagularse, tales como:

- Índice internacional normalizado
- Tiempo de protrombina

Algunas de estas mediciones se utilizan para determinar su clase según la escala de Child-Turcotte-Pugh.

Clase según la escala de Child-Turcotte-Pugh

La puntuación en la escala de Child-Turcotte-Pugh mide la gravedad de la enfermedad hepática, como la cirrosis o el cáncer de hígado. Esta puntuación ayuda a su equipo de tratamiento a ver cómo está funcionando su hígado y si se recomienda la cirugía.

La puntuación se basa en los signos, los síntomas y los resultados de los análisis de sangre. Las personas con una clase A según la escala de Child-Turcotte-Pugh tienen el menor riesgo de complicaciones o muerte por cirugía. En algunos casos, se podría recomendar la cirugía a las personas con clase B según la escala de Child-Turcotte-Pugh.

A las personas con clase C según esta escala, no se les recomendará la cirugía con tanta frecuencia, ya que tienen la enfermedad más grave de las tres clases.

Perfil de hepatitis

Un perfil de hepatitis es un análisis de sangre que comprueba si usted tiene una infección por hepatitis. Si el resultado es positivo, es posible que lo deriven a un hepatólogo. Un hepatólogo es un profesional de atención médica especializado en el cuidado del hígado, el tracto biliar, la vesícula biliar y el páncreas.

La infección por hepatitis hace que el hígado se inflame. Cuando está inflamado, es posible que el hígado no funcione como debería. Los virus llamados hepatitis B y hepatitis C son los tipos más comunes de hepatitis crónica (a largo plazo).

La hepatitis B crónica y una infección actual o pasada por hepatitis C aumentan el riesgo de cáncer de hígado y del tracto biliar. La hepatitis B puede causar cirrosis, insuficiencia hepática y cáncer.

Si usted tiene un alto riesgo de padecer cáncer de hígado, los resultados de la TC o la RM podrían ser suficientes para realizar el diagnóstico. Por tanto, es posible que no sea necesaria una biopsia.

Biopsia

Una biopsia es un procedimiento en el que se extraen muestras de fluido o tejido de su cuerpo. Estas muestras se utilizan para diagnosticar el cáncer. Estos procedimientos de biopsia suelen ser ambulatorios, lo que permite a la mayoría de los pacientes volver a casa el mismo día.

No se le administrará anestesia general, pero es posible que le den un sedante suave para que sienta más tranquilidad.

Estos son los tipos de biopsias:

- En la **aspiración con aguja fina**, se utiliza una aguja delgada para extraer una muestra de tejido o líquido. Se puede utilizar ecografía para guiar la biopsia.
- En la **biopsia con aguja gruesa**, se extraen muestras de tejido con una aguja hueca de aproximadamente el mismo tamaño que una aguja utilizada para una vía IV. Una ecografía o una TC puede ayudar al radiólogo a localizar la zona donde realizar la biopsia.

Las muestras de la biopsia se enviarán a un anatomopatólogo, un experto en examinar células con el microscopio para detectar enfermedades.

Una biopsia es un procedimiento en el que se extraen muestras de fluido o tejido de su cuerpo. Estas muestras se utilizan para diagnosticar el cáncer.

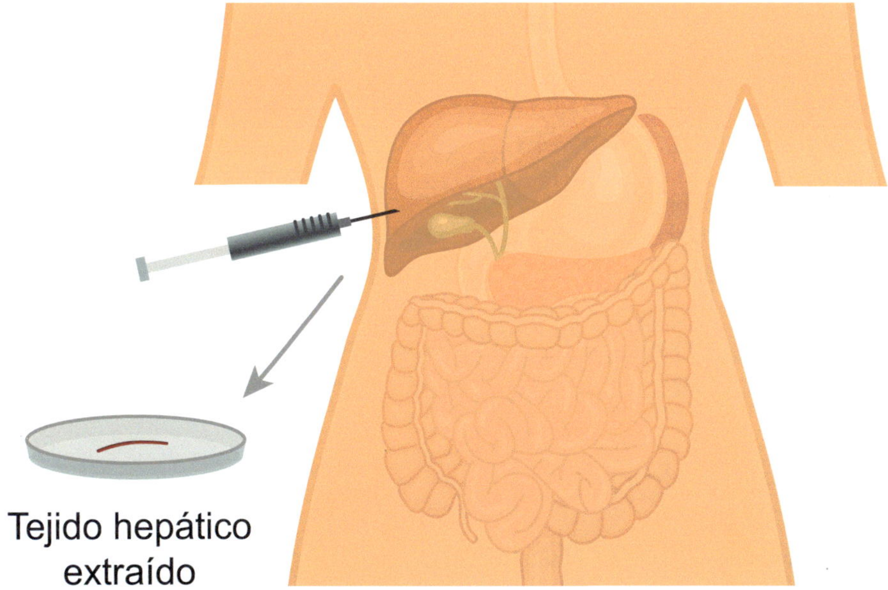

El anatomopatólogo analizará la muestra para buscar biomarcadores o proteínas. Esta información, denominada prueba de biomarcadores tumorales, se utiliza para elegir el mejor tratamiento en su caso.

Prueba de biomarcadores tumorales

Los biomarcadores son cualquier sustancia química, compuesto u otro signo en el cuerpo que se puede medir para evaluar su salud. El antígeno del cáncer 19-9 (CA 19-9), el antígeno carcinoembrionario y la alfafetoproteína (AFP) son ejemplos de biomarcadores tumorales que se pueden detectar en la sangre.

Con estos biomarcadores tumorales, se puede realizar el diagnóstico, ver qué tan bien funciona el tratamiento y llevar a cabo un seguimiento del crecimiento del cáncer. También se pueden utilizar para determinar los objetivos adecuados para el tratamiento dirigido, que se describe en el siguiente capítulo.

Pruebas de mutación tumoral

Es posible que se utilice una muestra de sangre o del tumor de su biopsia para ver si las células cancerosas tienen mutaciones específicas. Algunas mutaciones pueden tratarse con terapias específicas. Por ejemplo, las fusiones de los genes *NTRK* y *RET*, las mutaciones de inestabilidad microsatelital alta (MSI-H) o la deficiencia en la reparación de desajustes (dMMR).

Las pruebas de mutaciones tumorales son diferentes a las pruebas genéticas para detectar mutaciones que usted podría haber heredado de sus padres biológicos. Actualmente, no se requieren pruebas genéticas para el tratamiento del cáncer de hígado.

Estado funcional

El estado funcional es la medición del nivel general de aptitud física de una persona y su capacidad para realizar tareas de la vida diaria. La escala de valoración más común (el estado funcional del Eastern Cooperative Oncology Group) le asigna una puntuación entre 0 y 4, donde 0 es el nivel más alto de funcionamiento y 4 el más bajo.

El estado funcional es un factor que se tiene en cuenta al elegir un plan de tratamiento. Si su estado funcional es bajo, es posible que no reciba determinados tratamientos, como cirugías, hasta que su cáncer mejore con otros tratamientos, como la medicación. Sin embargo, sus preferencias sobre el tratamiento también son importantes.

Resultados de las pruebas

Los resultados de los análisis de sangre, los estudios de diagnóstico por imágenes y las biopsias se utilizarán para determinar su plan de tratamiento. El tratamiento se basará en estos hallazgos. Por ejemplo, si la biopsia muestra que tiene cáncer de hígado y su estado funcional es muy bueno, podrá realizarse una cirugía.

Debe comprender qué significan estas pruebas y sus resultados. No tenga miedo de hacer preguntas a su equipo de atención médica al respecto. Los portales para pacientes en Internet también son una excelente manera de acceder a los resultados de sus pruebas.

¿Cuál es el siguiente paso?

Una vez que haya recibido su diagnóstico completo y haya conversado sobre el plan de tratamiento con su equipo de atención médica, comenzará el tratamiento. En el siguiente capítulo, se describe en detalle cada tratamiento recomendado por NCCN.

Puntos clave

- Las pruebas se utilizan para detectar el cáncer, planificar el tratamiento y comprobar qué tan bien funciona el tratamiento.
- Los antecedentes médicos y el examen físico proporcionan información a su equipo de atención médica sobre su estado de salud general.
- Los análisis de sangre comprueban si hay signos de la enfermedad y el funcionamiento de los órganos.
- En los estudios de diagnóstico por imágenes, se toman fotografías del interior del cuerpo. El cáncer de hígado suele confirmarse mediante estudios de diagnóstico por imágenes.
- La puntuación de fibrosis y la clase según la escala de Child-Turcotte-Pugh se utilizan para evaluar el funcionamiento del hígado, ayudar a decidir si la cirugía es una opción y planificar el tratamiento.
- En una biopsia, se extrae una muestra de tejido o fluido.
- El estado funcional es el nivel general de aptitud física de una persona y su capacidad para realizar tareas.

Preguntas para hacer

- ¿Qué pruebas tendré que hacerme? ¿Con qué frecuencia se repiten?
- ¿Mi seguro pagará estos estudios?
- ¿Cuándo sabré los resultados y quién me los explicará?
- ¿Qué harán para que me sienta a gusto durante las pruebas?

¡Cuéntenos qué opina!

Tómese un momento para completar una encuesta en línea sobre NCCN Guidelines for Patients.
NCCN.org/patients/response

3

Tipos de tratamiento

Hay más de un tratamiento para el cáncer de hígado. A veces, recibirá varios tratamientos en distintos momentos. En este capítulo, se describen las opciones de tratamiento recomendadas por la NCCN y qué esperar.

El cáncer de hígado es tratable. Debería hablar periódicamente con el equipo de atención médica sobre los objetivos y el plan de tratamiento. Si es posible, busque tratamiento en un hospital o centro oncológico especializado en cáncer de hígado.

Existen muchas opciones de tratamiento para este tipo de cáncer. No obstante, hay dos métodos básicos de tratamiento:

- La **terapia local** se centra en una zona concreta del cuerpo. Incluye cirugía, ablación, terapia directa y radioterapia.
- El **tratamiento sistémico farmacológico** actúa en todo el cuerpo. En el caso del cáncer de hígado, incluye terapias farmacológicas como el tratamiento dirigido y la inmunoterapia.

El tratamiento puede ser local, sistémico o una combinación de ambos. Muchos factores influyen en cómo responde su cáncer al tratamiento.

Equipo de atención médica

El tratamiento del cáncer de hígado requiere un abordaje en equipo. Las decisiones sobre el tratamiento deben estar a cargo de un equipo multidisciplinario.

Dicho equipo está conformado por profesionales de la salud y de la atención psicosocial de diferentes entornos profesionales que tienen conocimiento y experiencia sobre su tipo de cáncer.

Este equipo debe reunirse para planificar e implementar su tratamiento. Pregunte quién coordinará su atención.

Algunos integrantes de su equipo de atención médica estarán a su lado durante todo el tratamiento del cáncer, en tanto otros estarán presentes durante ciertos momentos. Conozca a su equipo de atención médica y ayúdelos para que le conozcan a usted.

Usted conoce su cuerpo mejor que nadie. Ayude a otros miembros del equipo a comprender lo siguiente:

- Cómo se siente.
- Qué necesita.
- Qué funciona y qué no.

Tenga a mano una lista de nombres e información de contacto de cada miembro de su equipo. Esto hará que sea más fácil para usted y cualquier persona involucrada en su cuidado saber a quién contactar si tiene preguntas o inquietudes.

Abordaje en equipo

Según el diagnóstico, su equipo puede incluir los siguientes especialistas:

El **hepatólogo** es un experto en el tratamiento de enfermedades del hígado, la vesícula biliar, los conductos biliares y el páncreas.

El **radiólogo especializado en diagnóstico** interpreta los resultados de los estudios de diagnóstico por imágenes.

El **radiólogo intervencionista** realiza biopsias por punción, ablaciones y terapias directas, y coloca vías para los tratamientos.

El **anatomopatólogo** analiza las células, los tejidos y los órganos extraídos durante una biopsia o cirugía y aporta un diagnóstico de cáncer, la estadificación e información sobre las pruebas de biomarcadores.

El **cirujano oncólogo** realiza operaciones para extirpar el cáncer. Algunos cirujanos especialistas en trasplantes y cirujanos hepatobiliares también tratan a pacientes con cáncer de hígado.

El **médico oncólogo** trata el cáncer con tratamientos farmacológicos.

El **radiooncólogo** prescribe y planifica la radioterapia para tratar el cáncer.

El **anestesiólogo** administra la anestesia, un medicamento para que no sienta dolor durante las cirugías o los procedimientos.

Cirugía

La cirugía suele ser el tratamiento principal para extirpar el cáncer del hígado. También se puede utilizar para aliviar el dolor o las molestias, lo que se denomina cirugía paliativa.

Al prepararse para la cirugía, busque la opinión de un cirujano experimentado. Los hospitales que hacen muchas cirugías suelen tener mejores resultados. Puede pedir la derivación a un hospital o centro oncológico que tenga experiencia en el tratamiento del cáncer de hígado.

La cirugía se planifica según la mejor forma y la más segura de eliminar el cáncer. La extirpación del cáncer mediante cirugía puede realizarse de diferentes maneras, dependiendo de las circunstancias específicas. Es probable que no puedan extirparse los tumores situados en lugares de difícil acceso o los tumores especialmente grandes mediante cirugía.

Quizás deba someterse a más de una cirugía. También es posible que le coloquen un drenaje temporario en la herida para evitar que se acumule líquido en el cuerpo después de la operación.

Objetivo de la cirugía

El objetivo de la cirugía o resección del tumor es eliminar todo el cáncer. A tal efecto, se extirpa el tumor junto con un borde de tejido de aspecto normal llamado margen quirúrgico.

El margen quirúrgico puede tener un aspecto normal durante la cirugía, pero es posible que se encuentren células cancerosas cuando un anatomopatólogo las observe con el microscopio. Esto se denomina margen positivo. Cuando hay margen positivo, las células cancerosas se encuentran en el tejido de aspecto normal alrededor del tumor. Las pruebas han demostrado que es "positivo para el cáncer". Es posible que necesite otra cirugía para intentar eliminar las células tumorales remanentes.

Si no se encuentran células cancerosas en el tejido alrededor del borde del tumor, hay un margen claro o negativo. Las pruebas han demostrado que es “negativo para el cáncer”.

Extirpación tumoral

La extirpación quirúrgica del tumor se denomina extirpación tumoral o resección tumoral. Se solicitarán estudios de diagnóstico por imágenes para determinar si el cáncer se puede extirpar mediante cirugía (resecable) o si no se puede extirpar (irresecable).

Extirpación parcial del hígado

Una extirpación parcial del hígado (hepatectomía) es diferente a un trasplante de hígado. Consiste en extirpar una parte del hígado, tal vez un pequeño fragmento o un lóbulo completo.

Después de la cirugía, la parte del hígado que queda seguirá funcionando, y la sección que falta volverá a crecer.

Trasplante de hígado

En un trasplante de hígado, se extirpa todo el hígado y se sustituye por el hígado sano de un donante. El nuevo hígado puede ser donado por una persona que haya fallecido recientemente, o una persona viva podría donar una parte de su hígado.

Margen quirúrgico

Se extirpará el tumor, junto con algo de tejido de aspecto normal que lo rodea. El tejido de aspecto normal se llama margen quirúrgico. El margen quirúrgico se examinará para detectar cáncer. El tratamiento posquirúrgico se basa en si hay cáncer en los márgenes.

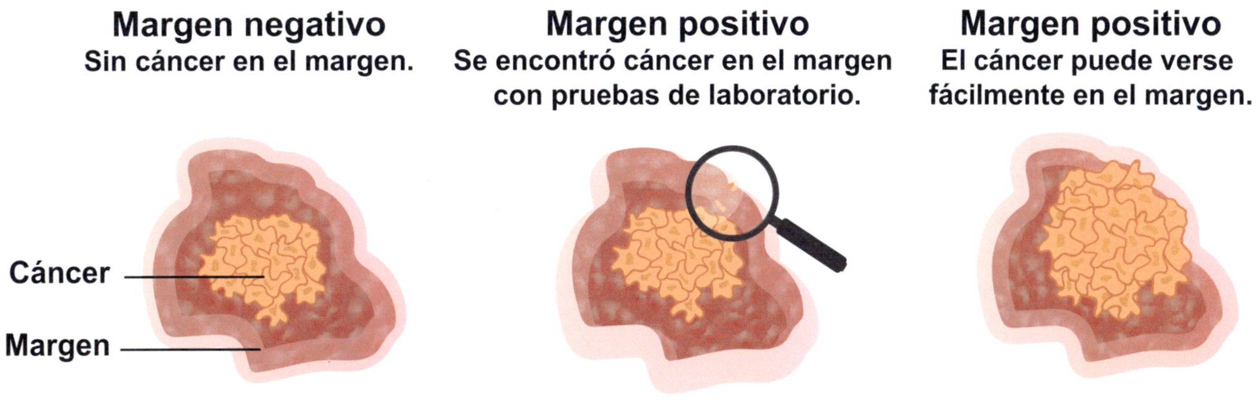

Un trasplante de hígado se realiza en función de ciertos límites de tamaño y la ubicación de los tumores. Si recibe un trasplante de hígado, también recibirá medicamentos que ayuden a prevenir el rechazo del hígado del donante por parte de su cuerpo.

Si no puede someterse a un trasplante parcial de hígado debido a la cantidad de tumores, es posible que reciba un trasplante de hígado completo. Sin embargo, no todos los pacientes son candidatos para un trasplante de hígado. Hay que cumplir una serie de requisitos específicos para poder realizarse este procedimiento.

Requisitos de trasplante de la UNOS

Los requisitos para poder realizarse un trasplante de hígado los establece la United Network for Organ Sharing (UNOS), la organización sin fines de lucro que gestiona la lista de trasplantes de órganos en los Estados Unidos.

La UNOS exige que usted tenga:

- Un nivel de alfafetoproteína (AFP) de 1000 ng/ml o menos.
- Un único tumor de 5 cm o menos (el tamaño de una lima), o 2 o 3 tumores de 3 cm o menos cada uno (el tamaño de una uva).
- Un tumor que no esté localizado en una conducto biliar, arteria o vena grande.
- Cáncer confinado al hígado.
- Una puntuación adecuada en el Modelo para la enfermedad hepática en fase terminal (MELD) que demuestre la necesidad de un hígado.

En ocasiones, algunos centros de trasplantes hacen excepciones a estos requisitos.

Requisitos del MELD

Cuanto peor sea la función hepática, mayor será la puntuación MELD. La persona con la puntuación MELD más alta es la primera en la lista de trasplantes.

Secciones del hígado

El hígado se divide en ocho secciones o segmentos según la ubicación de la vena porta, la vena hepática y los conductos biliares.

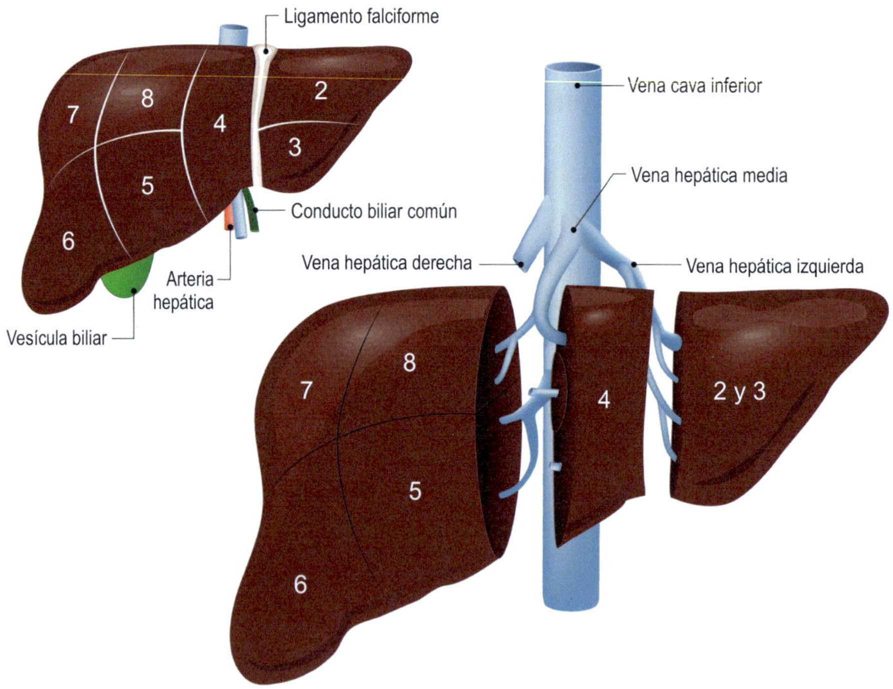

La puntuación MELD indica a la UNOS qué tanto necesita una persona un trasplante, en función de cinco análisis de sangre:

- Bilirrubina total, una medida de la ictericia.
- Tiempo de protrombina, una medida de la capacidad de coagulación.
- Creatinina, una medida de la función renal.
- Sodio sérico, una medida de la cantidad de sodio en el torrente sanguíneo.
- Albúmina, una medida de la función hepática y renal.

Puede calcular su puntuación MELD utilizando una calculadora en línea y una copia de los resultados de sus últimos análisis de sangre. Su equipo de atención médica también hará este cálculo para la lista de trasplantes.

Terapia de reducción del estadio

La terapia de reducción del estadio se utiliza para reducir la cantidad de tumores (carga tumoral) en algunas personas con cáncer de hígado más avanzado (sin metástasis a distancia) que no pueden recibir un trasplante en la actualidad, con el objetivo de obtener un trasplante en el futuro.

Terapia puente

Un candidato a trasplante de hígado puede tardar un tiempo en encontrar un donante compatible, por lo que es posible que reciba tratamiento mientras espera. Estos tratamientos se denominan puente o terapia puente e incluyen la ablación, el tratamiento dirigido por vía arterial (embolización) o la radioterapia.

Destrucción de las células cancerosas con ablación

La ablación es un tipo de tratamiento que utiliza frío o calor extremos, ondas de radio, microondas o sustancias químicas, como el etanol (un tipo de alcohol) o ácido acético, para destruir las células cancerosas.

Es posible que ya se haya sometido a un procedimiento similar, como la congelación de un lunar o una verruga, realizada por un dermatólogo o en casa con una solución congelante de venta libre. El principio es el mismo.

La ablación puede destruir tumores pequeños (de 3 cm, el tamaño de una uva) y causa poco daño al tejido circundante. Los tumores deben estar en una zona a la que se pueda acceder mediante ablación y no estar ubicados cerca de otros órganos importantes, vasos sanguíneos o conductos biliares.

Estos son los tipos de ablación:

- **Química**: utiliza inyecciones de etanol o ácido acético para destruir las células cancerosas.
- **Térmica**: utiliza la ablación por radiofrecuencia o la ablación por microondas para destruir las células cancerosas mediante el calor de microondas u ondas de radio de alta energía.
- **Crioablación**: congela las células cancerosas con una sustancia muy fría.

La ablación se puede realizar a través de la piel, mediante pequeños cortes (laparoscópica) o mediante una incisión grande, como en la cirugía (abordaje abierto).

Todos los tipos de ablación utilizan una aguja especial, llamada sonda, que se introduce en el tumor. La sonda se coloca en su lugar mediante una TC, una ecografía u otro tipo de estudios de diagnóstico por imágenes. Posteriormente, se retira la sonda.

Su equipo de atención médica verificará el tamaño y la ubicación del tumor y el funcionamiento de su hígado antes de realizar este tratamiento. Por lo general, las personas con tumores más pequeños (de 3 cm o menos) o en una ubicación a la que sea fácil llegar con la sonda (como en la superficie del hígado) son buenos candidatos para este procedimiento.

Terapia directa

La terapia directa (también llamada tratamiento dirigido por vía arterial) trata los tumores mediante inyecciones de partículas, quimioterapia o microesferas radiactivas directamente en los vasos sanguíneos que irrigan los tumores.

Se inserta un pequeño catéter en una arteria y se la guía hasta el tumor. Una vez en su lugar, se inyectan las partículas, la quimioterapia o las microesferas. Estos tratamientos duran unos días, pero actúan directamente sobre el suministro sanguíneo del tumor, y pueden ser eficaces para reducirlo.

Estos son los tipos comunes de tratamiento dirigido por vía arterial:

- El **bloqueo del flujo sanguíneo (embolización transarterial)** consiste en inyectar pequeñas partículas en los vasos sanguíneos que alimentan los tumores. Al detener el flujo sanguíneo, se corta el suministro de oxígeno al tumor y se provoca la muerte de las células cancerosas.
- La **quimioterapia y el bloqueo del flujo sanguíneo (quimioembolización transarterial)** consisten en inyectar una mezcla de quimioterapia en el tumor para bloquear los vasos sanguíneos conectados a los tumores.
- Las **microesferas de quimioterapia (quimioembolización transarterial con microesferas liberadoras de fármacos)** utilizan pequeñas partículas cargadas con quimioterapia que se inyectan en los vasos sanguíneos que irrigan los tumores las

Todos los tipos de ablación utilizan una aguja especial, llamada sonda, que se introduce en el tumor. La sonda se coloca en su lugar mediante una TC, una ecografía u otro tipo de estudios de diagnóstico por imágenes. Posteriormente, se retira la sonda.

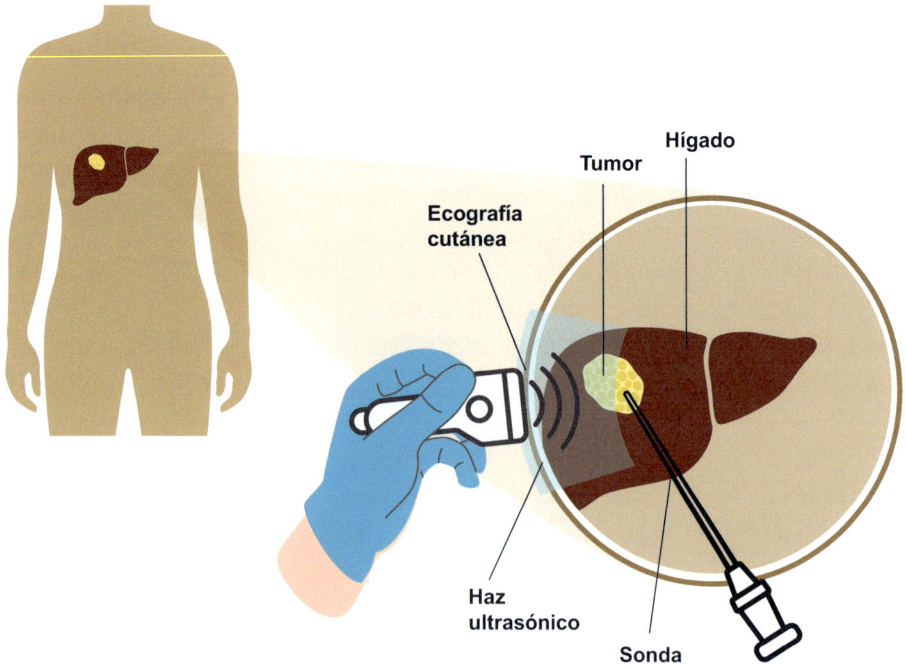

partículas liberan pequeñas cantidades de quimioterapia al tumor durante varios días.

- Las **microesferas radiactivas (radioembolización transarterial)** utilizan diminutas microesferas de vidrio o resina llenas de una sustancia radiactiva que se inyectan directamente en los tumores. A menudo, este procedimiento se conoce como Y-90.

Según las circunstancias, la terapia directa podría utilizarse como tratamiento primario, como tratamiento puente antes de un trasplante de hígado o como alivio para el dolor.

El tipo de terapia directa recomendada dependerá del tamaño, la cantidad y la ubicación de los tumores, así como de sus antecedentes médicos previos y la experiencia de los médicos a cargo de su tratamiento.

La terapia directa tiene riesgos: puede provocar un empeoramiento de la función hepática si el suministro de sangre del tumor interfiere en el del hígado. Es posible que no se utilice si su nivel de bilirrubina está por encima de un determinado nivel.

Radioterapia

La radioterapia utiliza rayos X de alta energía, fotones, protones, electrones u otras fuentes para destruir las células cancerosas y reducir los tumores. Puede administrarse sola o junto con otros tratamientos.

Puede utilizarse como tratamiento complementario o cuidados paliativos para ayudar a aliviar el dolor o las molestias causadas por el cáncer, o para controlar el sangrado provocado por un tumor. La radioterapia también podría ser un tratamiento para todos los tumores, independientemente de su ubicación.

La mayoría de los tipos de radiación incluyen sesiones cortas y diarias de tratamiento durante un período de días o semanas. Pregúntele a su equipo de atención médica qué opciones de radioterapia son las mejores para usted y qué efectos secundarios pueden tener.

Radioterapia de haz externo

En la radioterapia de haz externo, se utiliza una máquina fuera del cuerpo para dirigir la radiación hacia los tumores o áreas del cuerpo.

Estos son los tipos comunes que se podrían usar para tratar su cáncer:

- La **radioterapia clásica (estereotáctica corporal)** utiliza haces de radiación de alta energía para destruir o extirpar el tumor. Esto puede provocar que el tejido normal también reciba radiación y causar algunos efectos secundarios dependiendo de la ubicación.
- La **radioterapia de intensidad modulada (RIM)** utiliza pequeños haces de diferentes intensidades para adaptarse a la forma del tumor. Esto limita la cantidad de radiación que recibe el tejido normal.

Tratamiento farmacológico

El tratamiento farmacológico actúa en todo el cuerpo. El tratamiento farmacológico podría usarse solo o en combinación con otros tratamientos. Las terapias farmacológicas utilizadas para el cáncer de hígado incluyen el tratamiento dirigido y la inmunoterapia.

Los objetivos del tratamiento farmacológico deberían analizarse antes de comenzar el tratamiento. Sus deseos sobre el tratamiento son importantes. Comuníquelos en forma clara.

Para ver la lista de algunos de los tratamientos farmacológicos, consulte la **Guía 3**.

Tratamiento dirigido

El tratamiento dirigido afecta a una característica específica o única de las células cancerosas. Los tratamientos dirigidos buscan observar de qué manera las células cancerosas se desarrollan, se dividen y se mueven en el cuerpo. Estos medicamentos detienen o inhiben la acción de las moléculas que colaboran con el crecimiento y la supervivencia de las células cancerosas.

Los tratamientos dirigidos podrían utilizarse para tratar tumores que presentan determinadas mutaciones genéticas. El larotrectinib (Vitrakvi) y el entrectinib (Rozlytrek) podrían utilizarse para tratar el cáncer que presenta una alteración en un gen denominado *NTRK*.

Un biosimilar es una versión casi idéntica de un fármaco fabricado por otro laboratorio. Se usa de la misma manera y en la misma dosis que el fármaco original. Entre los biosimilares de bevacizumab se encuentran Vegzelma, Mvasi, Zirabev y Alymsys.

Inmunoterapia

La inmunoterapia es un tipo de tratamiento sistémico que reactiva el sistema inmunitario contra las células tumorales.

El sistema inmunitario tiene muchos interruptores de encendido y apagado. Los tumores se aprovechan de los "interruptores de apagado". Dos importantes "interruptores de apagado" son PD-1 y CTLA-4. La inmunoterapia para el cáncer de hígado vuelve a activar estos "interruptores de apagado".

Puede encontrar más información sobre los efectos secundarios frecuentes de la inmunoterapia en NCCN.org/patientguidelines y en la aplicación NCCN Patient Guides for Cancer.

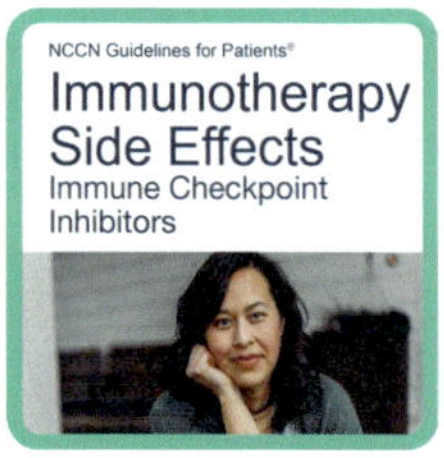

Guía 3
Terapias farmacológicas recomendadas

Tratamiento dirigido

- Bevacizumab (Avastin) o sustitutos del bevacizumab (biosimilares) tales como Vegzelma, Mvasi, Zirabev, y Alymsys
- Cabozantinib (Cabometyx)
- Entrectinib (Rozlytrek)
- Larotrectinib (Vitrakvi)
- Lenvatinib (Lenvima)
- Regorafenib (Stivarga)
- Repotrectinib (Augtyro)
- Selpercatinib (Retevmo)
- Sorafenib (Nexavar)

Inmunoterapia

- Atezolizumab (Tecentriq)
- Dostarlimab-gxly (Jemperli)
- Durvalumab (Imfinzi).
- Ipilimumab (Yervoy)
- Nivolumab (Opdivo)
- Pembrolizumab (Keytruda)
- Tremelimumab-actl (Imjudo)

Ensayos clínicos

También podría recibir tratamiento mediante un ensayo clínico.

Un ensayo clínico es un tipo de estudio de investigación médica. Después de desarrollar y analizar en un laboratorio nuevas formas posibles de combatir el cáncer, es necesario estudiarlas en las personas.

Si en un ensayo clínico se determina que un fármaco, un dispositivo o un método de tratamiento es seguro y eficaz, es posible que lo apruebe la Administración de Alimentos y Medicamentos de los Estados Unidos (FDA).

Todas las personas con cáncer deben considerar atentamente todas las opciones de tratamiento que existen para tratar su tipo de cáncer, incluidos los tratamientos habituales y los ensayos clínicos. Converse con su profesional de atención médica para evaluar si tiene sentido participar en un ensayo clínico.

Fases

La mayoría de los ensayos clínicos sobre el cáncer se centran en el tratamiento y se realizan por fases.

- En los ensayos de **fase 1**, se estudian la seguridad y los efectos secundarios de un medicamento en investigación o un método de tratamiento.
- En los ensayos de **fase 2**, se evalúa el grado en que un fármaco o método actúa contra un tipo de cáncer específico.
- En los ensayos de **fase 3**, se evalúa el fármaco o el método en comparación con el tratamiento habitual. Si los resultados son buenos, puede ser aprobado por la FDA.
- En los ensayos de **fase 4**, se estudian la seguridad y el beneficio de un tratamiento aprobado por la FDA.

Dónde buscar ensayos clínicos

En los Estados Unidos

Centros oncológicos de NCCN
NCCN.org/cancercenters

The National Cancer Institute (NCI)
cancer.gov/about-cancer/treatment/clinical-trials/search

En el mundo

The U.S. National Library of Medicine (NLM)
clinicaltrials.gov

¿Necesita ayuda para buscar un ensayo clínico?

Servicio de Información de Cáncer (Cancer Information Service, CIS) del NCI
+1 800.4.CANCER (+1 800.422.6237)
cancer.gov/contact

¿Quién puede inscribirse?

Depende de las normas del ensayo clínico, denominadas criterios de elegibilidad. Las reglas pueden referirse a la edad, el tipo y el estadio del cáncer, los antecedentes de tratamiento o el estado de salud general. Estos garantizan que los participantes se asemejen en formas específicas y que el ensayo sea lo más seguro posible para los participantes.

Consentimiento informado

Un equipo de investigación administra los ensayos clínicos. Este grupo de expertos revisará el estudio con usted en detalle, incluidos el propósito, y los riesgos y beneficios de participar. Toda esta información también se proporciona en un formulario de consentimiento informado. Lea el formulario detenidamente y haga preguntas antes de firmarlo. Tómese el tiempo que necesite para conversar con personas de su confianza. Tenga en cuenta que puede dejar el ensayo clínico y recibir un tratamiento fuera del ensayo clínico en cualquier momento.

¿Recibiré un placebo?

Los placebos (versiones inactivas de medicamentos reales) casi nunca se usan solos en los ensayos clínicos sobre el cáncer. Es frecuente recibir un placebo con el tratamiento habitual o un medicamento nuevo con el tratamiento estándar. Antes de inscribirse, se le informará, verbalmente y por escrito, si el ensayo clínico tiene previsto el uso de un placebo.

¿Los ensayos clínicos son gratuitos?

No tiene que pagar nada para inscribirse en un ensayo clínico. El patrocinador del estudio paga los costos relacionados con la investigación, incluido el fármaco del estudio. Pero es posible que tenga que pagar otros servicios, como transporte o servicios de cuidado infantil, debido a las consultas adicionales. Durante el ensayo, continuará recibiendo la atención habitual contra el cáncer. Este tipo de atención a menudo está cubierta por el seguro.

Tratamiento complementario o cuidados paliativos

El tratamiento complementario, también conocido como cuidados paliativos, ayuda a mejorar su calidad de vida durante y después del tratamiento del cáncer. El objetivo es prevenir o controlar los efectos secundarios y los síntomas, como el dolor y la fatiga relacionados con el cáncer. También aborda los problemas mentales, sociales y espirituales a los que se enfrentan las personas con cáncer.

El tratamiento complementario está disponible para todas las personas con cáncer y sus familias, no solo para las que se encuentran al final de la vida. No es lo mismo que cuidados terminales, aunque uno de los objetivos de este tipo de cuidados es aliviar el dolor y las molestias.

El tratamiento complementario también puede ayudar en los siguientes aspectos:

- Toma de decisiones sobre el tratamiento.
- Coordinación de la atención médica.
- Pago de la atención médica.
- Planificación anticipada de la atención y relacionada con el final de la vida.

Supervivencia

Una persona es sobreviviente del cáncer desde el momento del diagnóstico hasta el final de su vida. Cuando el tratamiento conduce a la remisión (no hay indicios de enfermedad), necesitará seguimiento o cuidados de supervivencia para controlar los efectos tardíos.

Durante la atención de supervivencia, seguirá necesitando un equipo de atención médica, pero será diferente. Busque grupos de apoyo de pares, en línea o presenciales.

Efectos secundarios

Todos los tratamientos para el cáncer causan problemas de salud no deseados llamados efectos secundarios. Los efectos secundarios dependen de muchos factores. Estos factores incluyen el tipo de medicamento y la dosis, la duración del tratamiento y la persona.

El tratamiento puede causar efectos secundarios graves. Algunos son muy graves y podrían ser perjudiciales para su salud. Otros pueden ser simplemente desagradables. Se controlará de cerca su salud para detectar efectos secundarios.

Pida la lista completa de los efectos secundarios de cada tratamiento. Asimismo, avise a su equipo de tratamiento si tiene síntomas nuevos o que se hayan agravado. Puede haber formas de ayudar a que se sienta mejor. También hay formas de prevenir algunos efectos secundarios.

Efectos tardíos

Los efectos tardíos son efectos secundarios que ocurren meses o años después de que se diagnostica una enfermedad o después de que se finaliza el tratamiento. Los efectos tardíos pueden ser causados por el cáncer o el tratamiento del cáncer.

Pueden incluir problemas físicos, mentales y sociales, así como cánceres secundarios. Cuanto antes se traten los efectos tardíos, mejor. Pregúntele a su equipo de atención médica qué efectos tardíos podrían presentarse. Esto le permitirá saber qué alternativa buscar.

Obstrucción del conducto biliar

Un tumor en el hígado puede crecer hasta el punto de bloquear un conducto biliar. Un conducto biliar es un pequeño tubo que drena líquido digestivo (bilis) desde el hígado.

Un conducto bloqueado provoca la acumulación de bilis en el hígado. Como resultado, es posible que sienta dolor, picazón, molestias o coloración amarillenta de la piel y los ojos. Esto se denomina ictericia. Esta obstrucción puede provocar una infección del conducto biliar, denominada colangitis.

Un conducto biliar bloqueado puede tratarse mediante la colocación de un *stent* biliar o la realización de un *bypass* biliar.

Un *stent* biliar es un pequeño tubo que se coloca en el conducto biliar para desbloquearlo o mantenerlo abierto. Antes de colocar el *stent*, es posible que sea necesario drenar la bilis a través de una abertura en el costado del cuerpo. Quizás necesite un *stent* nuevo o un segundo *stent* durante o después del tratamiento contra el cáncer si el tumor crece.

Un *bypass* biliar es una cirugía para desviar el flujo de bilis del conducto biliar común al intestino delgado. El resultado es que el flujo de bilis se desvía, es decir, evita la parte bloqueada del conducto.

Dificultad para comer

Algunos efectos secundarios de la cirugía, el cáncer o su tratamiento pueden causar que sienta falta de apetito o malestar estomacal (náuseas). Es posible que tenga la boca dolorida.

Comer de forma saludable es importante durante el tratamiento. Incluye consumir una dieta equilibrada, ingerir la cantidad adecuada de comida y beber una cantidad suficiente de líquidos. Un nutricionista matriculado que sea experto en nutrición y alimentos puede ayudar.

Hable con su equipo de atención médica si tiene problemas para comer o mantener el peso.

Malestar emocional

La depresión, la ansiedad y los problemas para dormir son habituales y forman parte normal de un diagnóstico de cáncer. Hable con su equipo de atención médica y con aquellas personas con quienes se encuentre a gusto sobre cómo se siente.

Hay servicios, personas y medicamentos que pueden ayudar. Cuenta con servicios de apoyo y asesoramiento disponibles.

Fatiga

La fatiga es el cansancio extremo y la incapacidad de funcionar debido a la falta de energía. La fatiga puede ser provocada por el cáncer o por un efecto secundario del tratamiento. Hágale saber a su equipo de atención médica cómo se siente y si la fatiga le impide hacer las cosas que disfruta.

Cumplir con una dieta equilibrada, hacer ejercicio, yoga, acupuntura y recibir masajes podría ayudar. Es posible que se solicite una derivación a un nutricionista o dietista para que le brinde ayuda con la fatiga.

Dolor

Informe a su equipo de atención médica si sufre dolores o molestias. Es posible que se reúna con un especialista en cuidados paliativos o con un especialista en dolor para controlar el dolor.

Acumulación de líquido en el abdomen

Si se acumula líquido en el abdomen debido a que el hígado no funciona correctamente, consulte a su equipo de atención médica sobre las opciones de tratamiento, como medicamentos (diuréticos) y extracción de líquido (paracentesis).

Puntos clave

- El tratamiento sistémico farmacológico actúa en todo el cuerpo. Incluye quimioterapia, tratamiento dirigido e inmunoterapia.
- La ablación es un tipo de tratamiento que utiliza frío o calor extremos, ondas de radio, microondas o sustancias químicas para destruir las células cancerosas.
- El tratamiento dirigido por vía arterial trata los tumores mediante la inyección de partículas, quimioterapia o microesferas radiactivas directamente en los vasos sanguíneos que irrigan los tumores.
- La radioterapia utiliza rayos X de alta energía, protones u otras ondas radiactivas para destruir las células cancerosas y reducir los tumores.
- Un ensayo clínico es un tipo de investigación que estudia un tratamiento para determinar qué tan seguro es y qué tan bien funciona.
- El tratamiento complementario es atención médica que alivia los síntomas causados por el cáncer o su tratamiento y mejora la calidad de vida. El tratamiento complementario está disponible en cualquier momento.
- Todos los tratamientos para el cáncer causan problemas de salud no deseados llamados efectos secundarios. Informe a su equipo de atención médica sobre todos sus efectos secundarios para que se puedan controlar.

Preguntas para hacer

- ¿Cuándo comenzaré el tratamiento?
- ¿Cuánto puede durar el tratamiento?
- ¿Qué debo esperar del tratamiento?
- ¿Qué medidas tomará para que me sienta a gusto durante el tratamiento?
- ¿Qué parte de este tratamiento está cubierta por mi seguro?

4

Cáncer de hígado extirpable

Este capítulo está dirigido a personas cuyo tumor puede extirparse mediante cirugía (resecable) o que pueden ser candidatas para un trasplante de hígado. Juntos, usted y su equipo de atención médica elegirán el plan de tratamiento que sea mejor para usted.

El equipo de atención médica cree que podría extirpar su tumor de hígado mediante cirugía. Esto se denomina cáncer de hígado *resecable*. A continuación, se enumeran los requisitos para extirpar tumores de cáncer de hígado.

Requisitos para la extirpación

La extirpación del tumor podría ser una opción para usted si:

- Tiene clase A según la escala de Child-Turcotte-Pugh.
- No presenta aumento de la presión en la vena principal que suministra sangre al hígado (hipertensión portal).
- Tiene un tumor en una ubicación de fácil acceso mediante cirugía.
- Tiene suficientes células hepáticas sanas y funcionales no cancerosas después de la cirugía.
- Tiene suficiente tejido hepático restante después de la cirugía para que funcione.
- Tiene un estado de salud óptimo como para someterse al procedimiento.

Cuando es posible, la cirugía es el método preferido para extirpar el tumor. Las terapias de preferencia son las que cuentan con más pruebas de que funcionan mejor y podrían ser más seguras que otras terapias.

Los tumores resecables también pueden tratarse con ablación, tratamiento dirigido por vía arterial o radioterapia.

Hay muchas razones por las que la resección podría no ser la mejor opción para su situación. Pregunte a su equipo de atención médica al respecto.

Requisitos para el trasplante de hígado

El trasplante puede ser una opción para usted si:

- Su nivel de alfafetoproteína (AFP) es de 1000 ng/ml o menos.
- Su tumor tiene un diámetro de 2 a 5 cm (el tamaño de una lima o más pequeño), o tiene de 2 a 3 tumores de 1 a 3 cm cada uno (el tamaño de una uva o más pequeño).
- Sus conductos biliares, arterias o venas grandes no tienen cáncer (sin afectación macrovascular).
- El cáncer solo se encuentra en el hígado; sus otros órganos no tienen cáncer.
- Tiene un estado de salud óptimo como para someterse al procedimiento.

Si el trasplante de hígado es una opción para usted, se hará una derivación a un centro de trasplantes de hígado que cuente con un equipo de trasplantes con experiencia. Allí recibirá terapia puente. Una vez que el trasplante se haya realizado, también recibirá medicamentos para evitar que su cuerpo rechace el hígado del donante.

Sin trasplante

Si el trasplante de hígado no es una opción para usted, el tratamiento preferido es la cirugía para extirpar el tumor (resección). Otras opciones incluyen la ablación, el tratamiento dirigido por vía arterial y la radioterapia.

Pruebas de seguimiento

Después del tratamiento, comenzará a realizarse pruebas de seguimiento periódicas para detectar signos de que el cáncer ha regresado o que su cuerpo está rechazando el hígado del donante (también llamado vigilancia).

Será necesario realizar estudios de diagnóstico por imágenes y análisis de sangre para detectar la AFP. Si tiene hepatitis, es posible que se haga una derivación a un hepatólogo para que le informe sobre las opciones de tratamiento antiviral.

Las pruebas de seguimiento se realizarán cada 3 a 6 meses durante 2 años y, luego, cada 6 meses durante al menos 5 años.

Puntos clave

- Un tumor que puede extirparse por completo con cirugía se denomina resecable. La cirugía es el método preferido para extirpar el tumor.
- Los tumores extirpables también pueden tratarse con ablación, tratamiento dirigido por vía arterial o radioterapia.
- Un trasplante de hígado podría ser una opción si cumple con ciertos criterios de la UNOS.
- Si el trasplante de hígado es una opción, es posible que reciba terapia puente mientras espera el trasplante.
- La terapia puente podría incluir ablación, tratamiento dirigido por vía arterial (embolización), radioterapia o tratamiento sistémico farmacológico.
- La vigilancia consiste en pruebas periódicas para detectar signos de que el cáncer ha regresado o que el hígado está siendo rechazado.

Preguntas para hacer

- ¿Qué parte de mi hígado se extirpará?
- ¿Qué otros órganos o tejidos pueden extirparse durante la cirugía?
- ¿Qué posibilidades hay de que pueda extirpar todo el tumor y que tenga un margen negativo?

5

Cáncer de hígado no extirpable

La cirugía para el cáncer de hígado no siempre es posible. A veces, la ubicación del tumor impide la cirugía. Otras veces, el hígado no está lo suficientemente sano como para realizar una resección. El tumor que no puede extirparse con cirugía se denomina irresecable.

Si el tumor no se puede extirpar con cirugía, el cáncer se considera *irresecable* o inoperable. Aunque no pueda someterse a una cirugía para extirpar solo el tumor, eso no significa que no haya opciones.

En este capítulo, se explican los requisitos para un trasplante de hígado total y los tratamientos no quirúrgicos.

Requisitos para el trasplante de hígado

Si el cáncer responde a otras terapias, como medicamentos o radiación, es posible que aún sea candidato para un trasplante.

Un trasplante de hígado podría ser una opción para usted si:

- Su nivel de alfafetoproteína (AFP) es de 1000 ng/ml o menos.
- Su tumor tiene un diámetro de 2 a 5 cm (el tamaño de una lima o más pequeño), o tiene de 2 a 3 tumores de 1 a 3 cm cada uno (el tamaño de una uva o más pequeño).
- Sus conductos biliares, arterias o venas grandes no tienen cáncer.
- El cáncer solo se encuentra en el hígado; sus otros órganos no tienen cáncer.

Para obtener más información sobre los trasplantes de hígado, puede consultar el capítulo anterior (*Cáncer de hígado extirpable*).

Pruebas de seguimiento

Después de un trasplante de hígado, comenzará a realizarse pruebas de seguimiento periódicamente para detectar signos de que el cáncer ha regresado o que su cuerpo no rechaza el hígado del donante. Esto se llama vigilancia.

Se necesitan estudios de diagnóstico por imágenes y análisis de sangre para detectar la AFP. Las pruebas se suelen realizar cada 3 a 6 meses durante 2 años y, luego, cada 6 meses durante al menos 5 años.

Tratamiento sin cirugía

No todas las personas están lo suficientemente sanas como para someterse a un trasplante de hígado. Es posible que no se pueda realizar una cirugía como una resección o una hepatectomía parcial debido a la ubicación del tumor o al estado de salud de su hígado. O bien, tal vez, simplemente no desee someterse a un trasplante de hígado por otras razones.

Además, existe la posibilidad de que sea necesario reducir ligeramente el tumor antes de poder realizar el trasplante; estos tratamientos que se describen a continuación podrían lograrlo.

Debería poder recibir tratamiento con una o más de estas opciones:

Tratamiento local/regional

El tratamiento local/regional se centra en el cáncer y el área o región que lo rodea. Los tratamientos incluyen ablación, terapia directa y radioterapia. Estas son las opciones de tratamiento preferidas para quienes no se someten a un trasplante de hígado y solo tienen cáncer en el hígado. Las terapias de preferencia son las que cuentan con más pruebas de que funcionan mejor y podrían ser más seguras que otras terapias.

Ensayo clínico

El ensayo clínico podría ser una opción. Los ensayos clínicos ofrecen el mejor nivel de atención para el cáncer de hígado mientras se prueban nuevas terapias que podrían brindarle ayuda. Solicite más información a su equipo de atención médica.

Tratamiento sistémico farmacológico

El tratamiento sistémico farmacológico es una terapia con fármacos que funciona en todo el cuerpo. Las opciones de tratamiento sistémico farmacológico para el cáncer de hígado irresecable son las mismas que se utilizan para tratar la enfermedad metastásica. *Consulte el Capítulo 6: Cáncer de hígado metastásico.*

Tratamiento complementario

El tratamiento complementario alivia los síntomas causados por el cáncer y los efectos secundarios producidos por el tratamiento del cáncer. El tratamiento complementario no sirve para tratar el cáncer, sino para mejorar su calidad de vida. Puede recibir tratamiento complementario mientras se somete a un tratamiento contra el cáncer.

Progresión del cáncer

Cuando el cáncer crece o se disemina, se llama progresión. La progresión puede producirse durante o después del tratamiento sistémico farmacológico.

El tratamiento para la progresión se basa en el tipo de tratamiento sistémico farmacológico que recibió anteriormente. Es posible que le receten un fármaco diferente de la misma categoría o que pruebe un tipo completamente nuevo.

Las opciones de tratamiento sistémico farmacológico para la progresión del cáncer son las mismas que se utilizan para tratar la enfermedad metastásica. *Consulte el Capítulo 6: Cáncer de hígado metastásico.*

Puntos clave

- El tumor que no puede extirparse con cirugía se denomina irresecable.
- Un trasplante de hígado podría ser una opción para usted si cumple con ciertos requisitos.
- Después de un trasplante de hígado, se someterá a vigilancia. La vigilancia consiste en pruebas periódicas para controlar el crecimiento del tumor y verificar si hay signos de rechazo en el hígado.
- Si el trasplante de hígado no es una opción para usted, o para evitar que el tumor crezca mientras está en lista de espera para un trasplante, el tratamiento preferido es el tratamiento local/regional, como la ablación, el tratamiento dirigido por vía arterial o la radioterapia.
- El tratamiento sistémico farmacológico o un ensayo clínico son otras opciones para quienes no se someten a un trasplante de hígado.
- El tratamiento complementario está siempre disponible para cualquier persona, independientemente del estado del cáncer.
- Cuando el cáncer crece o se disemina, se llama progresión del cáncer. La progresión puede ocurrir durante o después del tratamiento farmacológico.

Preguntas para hacer

- ¿Cuánto tardaré en recuperarme y qué debería esperar del tratamiento?
- ¿Cuánto dolor tendré? ¿Qué se hará para controlar el dolor?
- ¿Qué opciones de tratamientos complementarios tengo disponibles?

6

Cáncer de hígado metastásico

El cáncer de hígado en estadio 4B es un cáncer de hígado metastásico. Se trata de un cáncer que se ha extendido desde el hígado a partes distantes del cuerpo. Los objetivos del tratamiento son reducir la cantidad de cáncer y prevenir su extensión.

El cáncer de hígado metastásico se ha extendido fuera del hígado a otras zonas del cuerpo, como los pulmones o los huesos. Antes de comenzar el tratamiento, será necesario realizar una biopsia para confirmar la presencia de metástasis.

Opciones de tratamiento

Los objetivos del tratamiento son reducir la cantidad de cáncer en el cuerpo (lo que se denomina carga tumoral) y evitar que siga extendiéndose. Las opciones de tratamiento incluyen un ensayo clínico, tratamiento complementario o tratamiento sistémico farmacológico.

Tratamiento sistémico farmacológico

El tratamiento sistémico farmacológico actúa en todo el cuerpo. Las opciones de tratamiento preferidas se basan en su clase según la escala de Child-Turcotte-Pugh y otros factores. Pregúntele a su médico oncólogo por qué se podría elegir un fármaco en lugar de otro.

Las opciones de primera línea son los tratamientos que se administran en primer lugar. Las opciones preferidas de tratamiento sistémico farmacológico de primera línea son atezolizumab con bevacizumab o tremelimumab-actl con durvalumab. Las terapias de preferencia son las que cuentan con más pruebas de que funcionan mejor y podrían ser más seguras que otras terapias.

Se podría utilizar un medicamento sustitutivo (biosimilar) en lugar de bevacizumab. Un biosimilar es un fármaco casi idéntico fabricado por otro laboratorio. Se usa de la misma manera y en la misma dosis que bevacizumab.

Guía 4
Opciones de tratamiento sistémico farmacológico de primera línea para el cáncer de hígado metastásico

Tratamientos preferidos	• Atezolizumab con bevacizumab* • Tremelimumab-actl con durvalumab
Otros tratamientos recomendados	• Durvalumab • Lenvatinib • Sorafenib • Tislelizumab-jsgr • Nivolumab con ipilimumab • Pembrolizumab

* Se podría usar un biosimilar en vez de bevacizumab.

Para conocer todas las opciones de tratamiento sistémico farmacológico de primera línea, consulte la **Guía 4**.

Ensayo clínico

Un ensayo clínico es una opción que vale la pena considerar en cualquier etapa del cáncer, no solo en el cáncer metastásico. Es una opción recomendada para quienes padecen cáncer metastásico. Solicite más información a su equipo de atención médica.

Tratamiento complementario

El tratamiento complementario se utiliza para aliviar los síntomas de cáncer y los efectos secundarios del tratamiento oncológico. El tratamiento complementario no sirve para tratar el cáncer, sino para mejorar su calidad de vida. Puede recibir tratamiento complementario mientras sigue con el tratamiento contra el cáncer.

Progresión del cáncer

Cuando el cáncer crece o se disemina, se llama progresión. Si el tratamiento sistémico farmacológico de primera línea no detiene el crecimiento o la diseminación del cáncer, podrían administrarse más líneas de tratamiento.

El tratamiento se realiza en función del tipo de tratamiento farmacológico que recibió antes. Es posible que le receten un fármaco de la misma familia que no haya tomado antes, o podría probar un fármaco nuevo si todas las demás opciones no han funcionado.

Para conocer las opciones de tratamiento sistémico farmacológico de la siguiente línea, consulte la **Guía 5**.

Guía 5
Opciones de tratamiento sistémico farmacológico de la siguiente línea para el cáncer de hígado metastásico

Opciones	• Cabozantinib • Regorafenib
Otros tratamientos recomendados	Cualquiera de los tratamientos en la **Guía 4**
Tratamientos utilizados en determinados casos	• Larotrectinib, repotrectinib o entrectinib para tumores con fusión positiva del gen *NTRK* • Nivolumab • Ramucirumab

¿Cuál es el siguiente paso?

El cáncer de hígado metastásico es muy grave, pero existen muchas opciones para tratarlo. Recuerde siempre que sus opiniones y pensamientos son importantes cuando se trata de su tratamiento. Exprese su opinión cuando no se sienta a gusto haciendo algo.

Puntos clave

- El cáncer de hígado en estadio 4B es un cáncer de hígado metastásico. Es un cáncer que se ha extendido a lugares distantes, como los pulmones o los huesos.
- El objetivo del tratamiento es reducir la cantidad de cáncer en el cuerpo, lo que se denomina carga tumoral, y prevenir que el cáncer siga extendiéndose.
- Las opciones de primera línea son los tratamientos que se administran en primer lugar. El tratamiento sistémico farmacológico de primera línea preferido es atezolizumab con bevacizumab o tremelimumab-actl con durvalumab.
- Se podría utilizar un sustituto (biosimilar) en lugar de bevacizumab.

Preguntas para hacer

- ¿Hay programas que puedan ayudarme a pagar el tratamiento?
- ¿Cuáles son las posibilidades de que reaparezca el cáncer después del tratamiento?
- ¿Cuántas líneas de tratamiento voy a necesitar? ¿Cuántas puedo recibir?
- ¿Cómo puedo estar más a gusto mientras tratamos mi cáncer?

¡Nos interesan sus comentarios!

Nuestro objetivo es brindar información útil y fácil de entender sobre el cáncer. Realice nuestra encuesta para decirnos qué hicimos bien y qué podríamos mejorar.
NCCN.org/patients/feedback

7
Otros recursos

¿Quiere saber más? Aquí le explicamos cómo obtener ayuda adicional.

Qué más hay que saber

Este libro puede ayudarle a mejorar su atención oncológica. En él, se explican con claridad las recomendaciones de los expertos y se sugieren preguntas que puede hacerle a su equipo de atención médica. Pero no es el único recurso que tiene.

Puede recibir tanta información y ayuda como necesite. A muchas personas les interesa saber más sobre los siguientes temas:

- Conocer los detalles de su salud y tratamiento.
- Formar parte de un equipo de atención médica.
- Obtener ayuda económica.
- Encontrar un profesional de atención médica que sea experto en cáncer de hígado.
- Saber cómo afrontar los problemas de salud.
- Conocer los problemas con los trasplantes o las formas de entrar en la lista de trasplantes.

Qué más hacer

Su centro de salud puede ayudar con los próximos pasos. Suelen disponer de recursos *in situ* para ayudar a satisfacer sus necesidades y encontrar respuestas a sus preguntas. Los centros de salud también pueden informarle de los recursos existentes en su comunidad.

Además de la ayuda de sus profesionales de atención médica, los recursos enumerados en la siguiente sección proporcionan apoyo a muchas personas como usted. Consulte la lista y visite los sitios web que se indican para obtener más información sobre estas organizaciones.

Dónde obtener ayuda

Blue Faery
Bluefaery.org

Cancer*Care*
Cancercare.org

Cancer Hope Network
Cancerhopenetwork.org

Cholangiocarcinoma Foundation
Cholangiocarcinoma.org

Gallbladder Cancer Foundation
Gallbladdercancer.org

Global Liver Institute
Globalliver.org

GRACE
Cancergrace.org

Imerman Angels
Imermanangels.org

National Coalition for Cancer Survivorship
Canceradvocacy.org

Triage Cancer
Triagecancer.org

Preguntas que debe hacerse

- ¿Cómo puedo encontrar a alguien que se quede conmigo después de la cirugía?
- ¿Me siento a salvo en casa, en el trabajo o en mi vecindario?
- ¿Qué preocupaciones tengo sobre el estrés, el dinero, el trabajo, la salud o las relaciones?
- ¿Tengo una red de apoyo formada por familiares, amigos, vecinos o compañeros de trabajo?
- ¿Cómo puedo crear un sistema de apoyo?

Palabras que debe conocer

ablación
Un tratamiento que destruye tumores muy pequeños con calor, frío, láser o sustancias químicas. También se denomina terapia ablativa.

alfafetoproteína (AFP)
Proteína que puede estar elevada en personas con cáncer de hígado.

anatomopatólogo
Profesional de atención médica experto en examinar tejidos y células para detectar enfermedades.

antígeno carcinoembrionario (ACE)
Una proteína que está presente cuando se forman algunos tipos de cáncer.

antígeno del cáncer 19-9 (CA 19-9)
Una proteína producida por ciertas células cancerosas y presente en la sangre.

aspiración con aguja fina
Extirpación de una muestra de tejido con una aguja delgada.

bilirrubina
Sustancia de color marrón amarillento que forma parte de un líquido digestivo llamado bilis.

bilis
Líquido de color marrón amarillento producido por el hígado que ayuda a digerir los alimentos.

biopsia
Procedimiento mediante el cual se toman muestras de fluidos o tejidos para analizarlas y detectar una enfermedad.

biopsia por punción con aguja gruesa
Un procedimiento que extrae muestras de tejido con una aguja hueca. También llamada biopsia con aguja gruesa.

biosimilar
Es una versión casi idéntica de un fármaco fabricado por otro laboratorio. Se usa de la misma manera y en la misma dosis que el fármaco original.

bypass
Operación para desviar el flujo de líquido en el cuerpo.

cirrosis
Cicatriz del hígado causada por una enfermedad hepática crónica que podría afectar al funcionamiento del hígado.

cirujano oncólogo
Cirujano experto en realizar procedimientos quirúrgicos en pacientes con cáncer.

coágulo sanguíneo
Masa de sangre espesa. También llamado trombosis.

colangitis
Infección de los conductos que drenan el líquido digestivo del hígado (conductos biliares).

conducto biliar
Pequeña estructura en forma de tubo que drena el líquido digestivo (bilis) desde el hígado.

cuidados paliativos
Atención médica que incluye el alivio de los síntomas, pero no el tratamiento del cáncer. En ocasiones, también se le llama tratamiento complementario.

donante
Una persona que da sus órganos, tejidos o células a otra persona.

ecografía
Prueba que usa ondas sonoras para tomar imágenes del interior del cuerpo.

efecto secundario
Respuesta física o emocional insalubre o desagradable frente al tratamiento.

embolización
Un tratamiento que bloquea el suministro de sangre a los tumores mediante la inserción de microesferas en una arteria.

ensayo clínico
Investigación sobre un estudio o tratamiento para evaluar su seguridad y eficacia.

estadio del cáncer
Clasificación del crecimiento y la extensión del cáncer.

estado funcional
Clasificación sobre la capacidad de una persona para realizar actividades cotidianas.

factor de riesgo
Algo que aumenta la posibilidad de contraer una enfermedad.

ganglio linfático
Pequeño grupo de células que combaten enfermedades y que se encuentran en todo el cuerpo.

gastroenterólogo
Profesional de atención médica experto en enfermedades digestivas.

hepatectomía parcial
Cirugía para extirpar una parte del hígado.

hepatólogo
Profesional de atención médica experto en el tratamiento de enfermedades del hígado, la vesícula biliar, los conductos biliares y el páncreas.

hepatoma
Otro término para referirse al carcinoma hepatocelular, cáncer primario de hígado.

histología
Estructura de las células, los tejidos y los órganos observada a través del microscopio.

ictericia
Piel u ojos amarillentos debido a la acumulación de bilirrubina en el organismo.

inestabilidad microsatelital (MSI)
Errores cometidos en partes pequeñas y repetidas del ADN durante el proceso de copia debido a un sistema de reparación anormal.

inestabilidad microsatelital alta (MSI-H).
Mutaciones en el 30 % o más de los microsatélites.

inmunoterapia
Tratamiento con fármacos que ayuda al organismo a encontrar y destruir las células cancerosas.

intravenoso/a (IV)
Método para administrar fármacos a través de una aguja o un tubo que se inserta en una vena.

irresecable
Cáncer que no se puede extirpar mediante cirugía.

laparoscopía
Utilización de una delgada herramienta que se introduce en un corte realizado en el abdomen.

linfa
Líquido transparente que contiene glóbulos blancos.

margen negativo
Cuando se extirpa completamente un tumor y no queda cáncer.

margen positivo
Cuando se extirpa quirúrgicamente un tumor y quedan algunas células tumorales.

margen quirúrgico
El tejido de aspecto normal alrededor del borde de un tumor extirpado durante la cirugía.

médico oncólogo
Profesional de atención médica experto en fármacos para tratar el cáncer.

medio de contraste
Sustancia que se coloca en el cuerpo para que las imágenes que se toman en los estudios de diagnóstico por imágenes sean más claras.

metástasis
La diseminación de células cancerosas del primer tumor (primario) a un punto nuevo en el cuerpo.

mutación
Cambio anormal.

oncólogo
Profesional de atención médica experto en el tratamiento del cáncer.

progresión
Crecimiento o propagación del cáncer después de haberse analizado o tratado.

pronóstico
Evolución o resultado probables de una enfermedad de acuerdo con las pruebas.

quimioterapia
Fármacos que eliminan las células de rápida división en todo el cuerpo, tanto las cancerosas como algunas de las normales.

radiólogo
Profesional de atención médica experto en estudios de diagnóstico por imágenes.

radiooncólogo
Profesional de atención médica experto en radioterapia.

radioterapia
Tratamiento que utiliza rayos de alta energía para destruir las células cancerosas.

radioterapia de haz externo
Tratamiento del cáncer con radiación recibida desde un equipo que se encuentra fuera del cuerpo.

recidiva
Reaparición del cáncer después de un período libre de la enfermedad.

resecable
Cáncer que puede extirparse con cirugía.

resonancia magnética (RM)
Estudio que usa ondas sonoras e imanes potentes para tomar fotografías del interior del cuerpo.

sistema inmunitario
Defensa natural del cuerpo contra las infecciones y las enfermedades.

subtipo
Grupo más pequeño dentro de un tipo de cáncer que se basa en determinadas características de las células.

tomografía computarizada (TC)
Prueba que combina diferentes rayos X para tomar imágenes del interior del cuerpo.

tomografía por emisión de positrones (TEP)
Estudio que utiliza material radioactivo para ver la forma y la función de partes del cuerpo.

tratamiento complementario
Atención médica que incluye el alivio de los síntomas, pero no el tratamiento del cáncer. También se le llama cuidados paliativos.

tratamiento dirigido
Fármacos que detienen el proceso de crecimiento específico de las células cancerosas.

tratamiento dirigido por vía arterial
Trata los tumores mediante la inyección de partículas, quimioterapia o microesferas radiactivas directamente en los vasos sanguíneos que irrigan los tumores.

tratamiento habitual
La mejor manera que se conoce para tratar una enfermedad particular de acuerdo con los ensayos clínicos anteriores. Puede haber más de un tratamiento que se considere el tratamiento habitual.

tratamiento primario
El tratamiento principal que se utiliza para eliminar el cáncer del cuerpo.

vasos sanguíneos
Estructura tubular que transporta la sangre por todo el cuerpo.

vesícula biliar
Pequeño órgano que almacena el líquido digestivo (bilis) desde el hígado.

Colaboradores de NCCN

Esta guía para pacientes se basa en NCCN Clinical Practice Guidelines in Oncology (NCCN Guidelines®) para el carcinoma hepatocelular, versión 1.2025. Fue adaptada, revisada y publicada con la colaboración de las siguientes personas:

Dorothy A. Shead, máster en Ciencias
Directora ejecutiva de Operaciones de Información para Pacientes

Tim Rinehart, máster en Ciencias
Redactor médico

Lisa Diehl
Diseñadora de Diseño de Producción

NCCN Clinical Practice Guidelines in Oncology (NCCN Guidelines®) para el carcinoma hepatocelular, versión 1.2025, fueron desarrolladas por los siguientes miembros del panel de NCCN:

* Dr. Al B. Benson III, presidente
Robert H. Lurie Comprehensive Cancer Center, Northwestern University

* Dr. Michael I. D'Angelica, vicepresidente
Memorial Sloan Kettering Cancer Center

Dr. Thomas Abrams
Dana-Farber/Brigham y Women's Cancer Center | Mass General Cancer Center

Dr. Aijaz Ahmed
Stanford Cancer Institute

Dr. Mehmet Akce
O'Neal Comprehensive Cancer Center, UAB

Dr. Daniel A. Anaya
Moffitt Cancer Center

Dr. Robert Anders, doctor en Medicina
Johns Hopkins Kimmel Cancer Center

* Chandrakanth Are, licenciado en Medicina y Cirugía, máster en Dirección de Empresas
Fred & Pamela Buffett Cancer Center

Lydia Aye, doctora en Osteopatía
UC Davis Comprehensive Cancer Center

* Melinda Bachini
Cholangiocarcinoma Foundation

Dr. Marshall Baker, máster en Dirección de Empresas
Huntsman Cancer Institute, University of Utah

Dr. David Binder
University of Colorado Cancer Center

Dr. Daniel Brown
Vanderbilt-Ingram Cancer Center

Dr. Adam Burgoyne, doctor en Medicina
UC San Diego Moores Cancer Center

Dr. Jason Castellanos, máster en Ciencias
Fox Chase Cancer Center

Dr. Jordan Cloyd
The Ohio State University Comprehensive Cancer Center - James Cancer Hospital and Solove Research Institute

Dr. Darren Cullinan, máster en Ciencias de la Investigación
Siteman Cancer Center, Barnes-Jewish Hospital and Washington University School of Medicine

Dr. Joseph Franses, doctor en Medicina
The UChicago Medicine Comprehensive Cancer Center

Dr. Evan S. Glazer, doctor en Medicina
St. Jude Children's Research Hospital/ The University of Tennessee Health Science Center

Dr. William Harris
Fred Hutchinson Cancer Center

Dra. Renuka Iyer
Roswell Park Comprehensive Cancer Center

Dr. Lawrence Jennings, doctor en Medicina
Robert H. Lurie Comprehensive Cancer Center, Northwestern University

Dra. R. Kate Kelley
UCSF Helen Diller Family Comprehensive Cancer Center

Dr. Sajid Khan
Yale Cancer Center/Smilow Cancer Hospital

Dr. Matthew Levine, doctor en Medicina
Abramson Cancer Center, University of Pennsylvania

* Dra. Laleh Melstrom, máster en Ciencias
City of Hope National Medical Center

Dra. Manisha Palta
Duke Cancer Institute

Dr. Steven Raman
UCLA Jonsson Comprehensive Cancer Center

Dr. Sean Ronnekleiv-Kelly
University of Wisconsin Carbone Cancer Center

Vaibhav Sahai, licenciado en Medicina y Cirugía, máster en Ciencias
University of Michigan Rogel Cancer Center

Dra. Stacey Stein
Yale Cancer Center/Smilow Cancer Hospital

Dr. Kevin Stephans
Case Comprehensive Cancer Center/University Hospitals Seidman Cancer Center and Cleveland Clinic Taussig Cancer Institute

* Dr. Kannan Thanikachalam
Roswell Park Comprehensive Cancer Center

Dra. Anita Turk
Indiana University Melvin and Bren Simon Comprehensive Cancer Center

Dr. Jean-Nicolas Vauthey
The University of Texas MD Anderson Cancer Center

Dr. Alan P. Venook
UCSF Helen Diller Family Comprehensive Cancer Center

Dra. Motoyo Yano, doctora en Medicina
Mayo Clinic Comprehensive Cancer Center

Dr. Adam Yopp
UT Southwestern Simmons Comprehensive Cancer Center

Dr. Ken Zhao
Memorial Sloan Kettering Cancer Center

NCCN

Cindy Hochstetler, doctora en Medicina
Científica en Oncología/redactora médica sénior

Ryan Schonfeld, licenciado en Economía
Coordinador de las Guías

* Revisaron esta guía para pacientes. Para divulgaciones, visite NCCN.org/disclosures.

Centros oncológicos de NCCN

Abramson Cancer Center,
University of Pennsylvania
Filadelfia, Pensilvania
+1 800.789.7366 • pennmedicine.org/cancer

Case Comprehensive Cancer Center/
University Hospitals Seidman Cancer Center and
Cleveland Clinic Taussig Cancer Institute
Cleveland, Ohio
UH Seidman Cancer Center
+1 800.641.2422 • uhhospitals.org/services/cancer-services
CC Taussig Cancer Institute
+1 866.223.8100 • my.clevelandclinic.org/departments/cancer
Case CCC
+1 216.844.8797 • case.edu/cancer

City of Hope National Medical Center
Duarte, California
+1 800.826.4673 • cityofhope.org

Dana-Farber/Brigham and Women's Cancer Center |
Mass General Cancer Center
Boston, Massachusetts
+1 877.442.3324 • youhaveus.org
+1 617.726.5130 • massgeneral.org/cancer-center

Duke Cancer Institute
Durham, Carolina del Norte
+1 888.275.3853 • dukecancerinstitute.org

Fox Chase Cancer Center
Filadelfia, Pensilvania
+1 888.369.2427 • foxchase.org

Fred & Pamela Buffett Cancer Center
Omaha, Nebraska
+1 402.559.5600 • unmc.edu/cancercenter

Fred Hutchinson Cancer Center
Seattle, Washington
+1 206.667.5000 • fredhutch.org

Huntsman Cancer Institute, University of Utah
Salt Lake City, Utah
+1 800.824.2073 • healthcare.utah.edu/huntsmancancerinstitute

Indiana University Melvin and Bren Simon
Comprehensive Cancer Center
Indianápolis, Indiana
+1 888.600.4822 • www.cancer.iu.edu

Johns Hopkins Kimmel Cancer Center
Baltimore, Maryland
+1 410.955.8964
www.hopkinskimmelcancercenter.org

Mayo Clinic Comprehensive Cancer Center
Phoenix/Scottsdale, Arizona
Jacksonville, Florida
Rochester, Minnesota
+1 480.301.8000 • Arizona
+1 904.953.0853 • Florida
+1 507.538.3270 • Minnesota
mayoclinic.org/cancercenter

Memorial Sloan Kettering Cancer Center
Nueva York, Nueva York
+1 800.525.2225 • mskcc.org

Moffitt Cancer Center
Tampa, Florida
+1 888.663.3488 • moffitt.org

O'Neal Comprehensive Cancer Center, UAB
Birmingham, Alabama
+1 800.822.0933 • uab.edu/onealcancercenter

Robert H. Lurie Comprehensive Cancer Center,
Northwestern University
Chicago, Illinois
+1 866.587.4322 • cancer.northwestern.edu

Roswell Park Comprehensive Cancer Center
Búfalo, Nueva York
+1 877.275.7724 • roswellpark.org

Siteman Cancer Center, Barnes-Jewish Hospital
and Washington University School of Medicine
San Luis, Misuri
+1 800.600.3606 • siteman.wustl.edu

St. Jude Children's Research Hospital/
The University of Tennessee Health Science Center
Memphis, Tennessee
+1 866.278.5833 • stjude.org
+1 901.448.5500 • uthsc.edu

Stanford Cancer Institute
Stanford, California
+1 877.668.7535 • cancer.stanford.edu

The Ohio State University Comprehensive Cancer Center -
James Cancer Hospital and Solove Research Institute
Columbus, Ohio
+1 800.293.5066 • cancer.osu.edu

The UChicago Medicine Comprehensive Cancer Center
Chicago, Illinois
+1 773.702.1000 • uchicagomedicine.org/cancer

The University of Texas MD Anderson Cancer Center
Houston, Texas
+1 844.269.5922 • mdanderson.org

UC Davis Comprehensive Cancer Center
Sacramento, California
+1 916.734.5959 • +1 800.770.9261
health.ucdavis.edu/cancer

UC San Diego Moores Cancer Center
La Jolla, California
+1 858.822.6100 • cancer.ucsd.edu

UCLA Jonsson Comprehensive Cancer Center
Los Ángeles, California
+1 310.825.5268 • uclahealth.org/cancer

UCSF Helen Diller Family
Comprehensive Cancer Center
San Francisco, California
+1 800.689.8273 • cancer.ucsf.edu

University of Colorado Cancer Center
Aurora, Colorado
+1 720.848.0300 • coloradocancercenter.org

University of Michigan Rogel Cancer Center
Ann Arbor, Michigan
+1 800.865.1125 • rogelcancercenter.org

University of Wisconsin Carbone Cancer Center
Madison, Wisconsin
+1 608.265.1700 • uwhealth.org/cancer

UT Southwestern Simmons
Comprehensive Cancer Center
Dallas, Texas
+1 214.648.3111 • utsouthwestern.edu/simmons

Vanderbilt-Ingram Cancer Center
Nashville, Tennessee
+1 877.936.8422 • vicc.org

Yale Cancer Center/Smilow Cancer Hospital
New Haven, Connecticut
+1 855.4.SMILOW • yalecancercenter.org

Comparta su opinión con nosotros.

Complete nuestra encuesta y contribuya para que NCCN Guidelines for Patients sea mejor para todos.

NCCN.org/patients/comments

Índice

Made in the USA
Monee, IL
05 November 2026

67382560R00033